CARE
Good Care ,
Good Living

CARE
Good Care ,
Good Living

CARE
Good Care,
Good Living

CARE
Good Care ,
Good Living

CARE
Good Care ,
Good Living

care 19

為什麼就是睡不著
失眠‧安眠藥不是萬靈丹

作　　者：周舒翎
責任編輯：劉鈴慧
美術設計：何萍萍
法律顧問：全理法律事務所董安丹律師
出 版 者：大塊文化出版股份有限公司
　　　　　台北市10550南京東路四段25號11樓
　　　　　www.locuspublishing.com
讀者服務專線：0800-006689
TEL：(02) 87123898　FAX：(02) 87123897
郵撥帳號：18955675
戶　　名：大塊文化出版股份有限公司
版權所有　翻印必究

總 經 銷：大和書報圖書股份有限公司
地　　址：新北市新莊區五股工業區五工五路2號
　　　　　TEL：(02) 89902588 (代表號)　FAX：(02) 22901658
製　　版：瑞豐實業股份有限公司
初版一刷：2012年6月
定　　價：新台幣280元
ISBN：978-986-213-342-2
Printed in Taiwan

國家圖書館出版品預行編目（CIP）資料

為什麼就是睡不著：失眠‧安眠藥不是萬靈丹 /
周舒翎作. -- 初版. -- 臺北市：
大塊文化, 2012.06
面；　公分. -- (care ; 19)
ISBN 978-986-213-342-2 (平裝)

1.失眠症 2.睡眠

415.9983　　　　　　　101009123

CARE
Good Care,
Good Living

為什麼
就是睡不著

失眠，安眠藥不是萬靈丹

睡眠臨床心理師 **周舒翎** 著

目錄

睡眠臨床心理師

　　是在共同臨床心理師訓練之外，須加上睡眠醫學的
訓練，之後再由專業機構認證。如果個案的問題，本身
很明確是睡眠問題，就可以求助於專業的睡眠臨床心理
師，治療將會更事半功倍。

　　心理治療是因個案不同而規劃出不同的治療，一般
情緒的困擾、壓力的形成等問題，在各個治療學派中，
自有其病理基礎及治療角度。

　　只要受過專業訓練的心理師，都可以其專長的治療
派別因應。不需真的當過總經理，才能治療總經理，只
要能對每位個案的背景深入了解，即可靈活運用治療技
巧，給予個案專屬於他個人獨特的治療計劃。

序

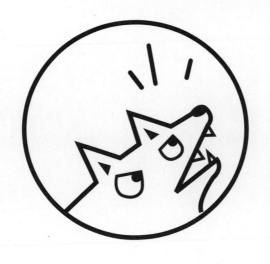

三分之一的睡眠之外

美國紐約市立大學心理學博士
政大心理學系心智大腦與學習研究中心教授

楊建銘

　　心理師是一件很特別的專業，就如同本書的作者序所言，是個聽故事的工作，透過聽個案的故事來幫助個案了解自我、實現自我。

　　睡眠心理師是一件特別的工作，聽的是別人不太愛聽，或不太聽得到的三分之一的故事，透過這看似黑暗、沒有意識、沒有活動的故事，卻往往讓人對另外三分之二的生活有更多的了解與洞察，能有更全面的自我實現。

　　舒翎是國內少數以治療睡眠問題爲專長的臨床心理師之一，在這本書當中可以看到，她透過敏銳的觀察力、感受力，以及臨床心理及睡眠醫學方面的專業知識，協助一個一個的個案，透過他們的睡眠故事，更全面地了解自

己，解決他們睡眠的問題、甚而至人生的問題。

　　懂得聽故事的心理師不難找，但懂得說故事的心理師卻是難得，舒翎除了在臨床實務上發揮她聽故事的強項，在治療室中，幫助飽受睡眠困擾之苦的個案，更致力於將個案的故事整理、描述，以生動易懂的方式講給大家聽，以幫助更多沒有機會到治療室的患者，更讓每個個案都成為最好的治療師。

　　過去便常在報章雜誌上寫文章的舒翎，闡述睡眠相關案例與知識，現在又將她的個案故事集結成冊出版，更是大眾的福氣。故事素材除了來自臨床實例之外，也來自有實證基礎的睡眠醫學，與失眠認知行為治療技術，這讓她的故事能夠更深入、更能幫助人。

　　有位從認知行為治療的概念當中，得到助益的讀者曾告訴我，她在這些概念的實踐中深刻體驗到「知識就是力量」的真諦，我相信透過本書的出版，能讓更多飽受睡眠疾患之苦的個案，知道他們並不是那麼孤單無助的，有一群人跟他們一起在奮鬥，有越來越多的專業知識及方法，能夠協助他們處理他們所面對的困擾，他們能夠改寫自己的故事，讓他們的人生更圓滿、更幸福。

聽故事的人

周舒翎／自序

　　心理師是一個很幸福的工作，可以很專心地聽著別人的故事，而後，盡己所能的幫上忙。

　　常有個案很同情我，覺得我的工作很辛苦，每天聽著別人訴說他們內心的苦痛，而我卻必須不能，太過評價地接受這些別人視爲困擾的悲慘故事。他們常會心疼的問：「妳會不會也跟他一起難過？這樣回家會不會很累？會不會有一天妳也瘋了……」他們雖然在訴說苦痛，但也很貼心的在關照我，我很幸福呢。

　　專業的心理治療人員，與一般朋友在聽痛苦訴說不同的是，我們專業、客觀訓練，讓我不會陷入其中，還需要能提供足夠的支持及想法，讓個案可笑著、或篤定地走出治療室，這些痛苦，在這個心理治療室中，被轉化成他們自己的力量。我何其幸福，可以分享到這麼眞誠的人情世

故，不論這來龍去脈，被他們所定義是痛苦、不幸、氣憤或悲傷，我很感謝他們願意真誠地在一個陌生人面前，攤開來說，讓我的專業有機會可以介入，可以協助他們活得更好。

　　睡眠的故事與其他人生的故事一樣，沒有特別不同，它是人生三分之一的時光，也是白天生活的倒影，而它要愈夜愈美麗，就需要靠白天愈活愈精彩來支撐，在失去意識的這段時間，所發生的事，是需要白天有意識地來建立；所以睡眠也是心理師心理治療的範疇。

　　睡眠臨床心理師看似新穎的工作，但其實是對於「睡眠醫學」學有專精的臨床心理師，我們用心理治療的一些技巧，把睡眠醫學的科學實證概念，用在以失眠為主要困擾，實質是生活出現困難的人們，一種新的治療面向。許多失眠的人們，背後的困擾，與許多情緒或壓力困擾的人是一樣，他們的問題可能來自家庭、工作、人際或學業，他們也需要支持、了解與分析，他們也需要清楚的治療方針及可行的改善方法。

　　目前，睡眠臨床心理師所使用的「失眠認知行為治療（Cognitive Behavioral Therapy for Insomnia; CBT-I）」就

是一個受美國睡眠醫學學會推薦第一線的失眠治療處遇，清楚地提供不同類型的失眠患者，許多在行爲及認知上的正確指引，藉由睡眠臨床心理師的心理治療技巧，沒有壓力的帶領個案，引向更好眠的人生、更健康的生活。

　　如果你原本的失眠故事是痛苦的，無法承受的，失眠認知行爲治療，用架構清楚的概念，讓你重新解讀你的故事，讓睡眠臨床心理師幫你依自己的喜好，重新建立起你自己的好眠故事。所以第一章「我的失眠還有沒有救」，就介紹睡眠的神經生理機制，這一章是後續治療的基礎，讓讀者朋友了解，原來睡眠在身體內是如何運轉，睡眠的感覺從何而來，如何增加這樣的睡眠感覺，而何時睡何時醒又是有個內在生理時鐘在運作。想早睡早起的人怎麼做，才可以調控這個時鐘，讓它依你的需要而轉作，而當一切都準備好了要睡了，但爲何就是睡不下，到底腦袋怎麼關機，才不會一直在想這些無關緊要的事，身體如何放鬆，讓自己可以隔天起床神清氣爽。所以還是建議由這一章開始了解睡眠的迷人世界。

　　第二章「夜深人不靜」，要從失眠人最多抱怨的清醒機制干擾開始討論，從環境中的噪音開始（超商深夜的叮

咚聲），了解惱人的環境音可能來自於不平靜的內心；或是任何事都要照著計劃走的失眠者（定時炸彈），也許只要不看時間就好了；及工作上壓力（裁員與被裁）、家庭的壓力（老媳婦的眼淚）及很久以前的創傷壓力（921），都可能是干擾我們睡眠的煩惱來源。請讀者朋友們，試著學習一種穩定及平靜的態度，來看待這干擾。

　　第三章「天黑就擔心，今晚會不會又是失眠夜」，要說的是睡眠生理時鐘亂了譜的故事，如果你問我：「辭職來治療失眠好不好？」在這篇「人生都黑了一半」故事中能找到答案；行事精確的工程師，很希望在12點前一定要睡著，在「我想在晚上12點前睡著」中，他用了什麼方法最後做到了？太多人覺得睡不好所以長痘痘，來找睡眠心理師治療痘痘，看似奇怪的訴求，這其實與我們的生理時鐘有關。而最多人因失眠被診斷為憂鬱症，我們也要來看看者兩者間的關係，不一定雞生蛋、蛋生雞，也可能同時存在的。

　　第四章「睡意是什麼」，談的是睡眠趨力怎麼被用掉了？讓我們晚上睡意不足，睡不深。在「茶行的女兒」這篇，看到一輩子都不知睡意為何物的喝茶人的故事，也看

到正向的態度，怎麼帶失眠者走過這一切；許多退休的人
會用失眠或病痛，期待家人的關心，而照顧孫子的阿嬤也
可能跟著孫子睡太多了，這都在在提醒白天休息太多、睡
太多，都對晚上睡眠眞的不好。

　　第五章「藏在失眠背後的是……」要說的是許多失眠
人的抱怨，實質因素是來自睡眠異常疾患，「不能分享的
好東西」這篇，讓我們看到別人用得很好的藥，也許不適
合你，也許你並不很清楚的「睡眠呼吸中止症」的治療可
能根本不需要用藥。孩子白天嗜睡，眞的不是他半夜不
睡，而是週期性肢體抽動症找上他了。而老人家的失眠，
不一定因失去老伴的憂鬱，兒童的某些行爲，干擾了大人
的睡眠，悉心追根究柢找到原因，大人的失眠就很快可以
解決，而兒童的睡眠問題以行爲治療就可以解決，媽媽們
也不需苦惱。

　　在講完了許多人的睡眠困擾，要再回到我的部分，能
完成這本書，要感謝的人實在太多，家人無怨無悔的支
持，絕對是最重要的。謝謝公公婆婆的體諒，老公的支
持，小寶的健康可愛，還有娘家爸媽哥哥妹妹的鼓勵，都
是讓我毫無後顧之憂的最大功臣。而書中睡眠醫學的訓

練，要特別感謝政大心理學系楊建銘教授，從我當他學生開始，一路細心的栽培及提攜，楊教授對於台灣推動失眠認知行為治療及睡眠行為醫學方法的貢獻，不遺餘力！而且他認真卓越的求學態度，對個案清楚且同理的分析，都是我努力學習的目標，如果這本書有可能幫助了一些失眠的人，這都要歸功於他。

　　另外要感謝與我一起工作的個案，沒有你們的故事，我的書精彩不起來，因為與你一起激盪出來的甘苦與共，讓我得以寫我自己臨床心理師的故事，我很驕傲我的個案們能與我一起建構出這麼棒的一本書。書中個案許多的背景資料已盡我所能讓人們無法認出，希望你們隱身在這些故事背後，成為讀者朋友「解惑」失眠的貴人。

　　感謝大塊文化的劉鈴慧主編，總是溫柔但堅毅推動我寫出這些故事，用「不時請安」來催稿，編修這些書稿的文句。最後，希望這本書，能幫到失眠的朋友們，重享一覺到天亮的好眠。

第一章
我的失眠還有沒有救

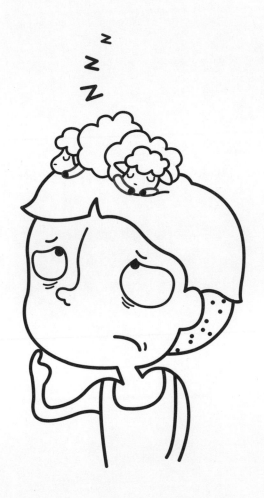

怎麼會老是睡不沉？

為什麼會失眠？

我的失眠還有沒有救？

這是我常在演講的場合碰到的問題，這個人人天天至少要養精蓄銳的美事——好好睡上一覺，似乎不是件那麼容易做到的事？

要好好睡上一覺，擺脫失眠之前，一定要先了解睡眠是怎麼一回事，是怎麼發生的？一樣上床睡覺，為什麼有人可以一覺到天亮？有人卻會淺眠易醒？多夢？或翻來覆去就是睡不著？

這章要介紹睡眠的三大神經生理機制：恆定機制、生理時鐘及清醒機制。

找出自己的睡眠量

　　我們一天到底要睡多久才夠？

　　才會覺得隔天有精神，能好好工作呢？

　　一個人的睡眠量，每天差不多都相同，就猶如你吃飯一般，不會今天吃 2 碗，明天吃 10 碗，你能吃的飯量差不多每次都相同，所以睡眠量也是每天穩定在一定的量上，所以才會被稱為睡眠的「恆定機制」。

　　但人與人之間的睡眠量就因人而異了，不會有個硬性的標準規定，要求你一天應該要有多少的睡眠量。也許每年的統計數字會告訴你：現代人現在平均睡眠量是多少，或是如果不睡多少多少，身體就會如何如何……但不代表你應該也跟他們一樣，你可以找出屬於自己的睡眠量，然後儘量不熬夜的好好睡。

　　只要睡眠的時數，能讓你精神奕奕應付白天的生活、

上學、上班的體能就足夠了。比方拿破崙可以一天只睡 4 小時，就能爲法國打下大片江山，你也可能跟他一樣是「少眠族」；而愛因斯坦可能就需要天天睡上 11 小時，才能發明相對論出來，所以「多眠族」也是可以成大事的。

　　重點是在找出屬於你自己的睡眠量，每天讓自己充份睡好，不要欠下了一屁股睡眠債，每天都在跟嗜睡抗衡，讓自己工作效率不佳，脾氣不好的過一天又一天。

「深度睡眠」是這麼來的

　　睡眠量，就是反映出你個人內在的睡眠趨力（sleep drive）有多強，如果睡眠趨力強，相對需要的睡眠量會多一些。

　　睡眠趨力與白天醒著的時間有關，當早起的時候，也許是大清早的四五點就起床，到了晚上十一點，一定會覺得累了，可能沾枕即睡了，那是因為整天都沒睡，睡眠趨力從醒來就開始累積，如果中間你都沒午睡、休息，沒讓睡眠趨力被用掉了，那麼就會持續累積到要睡的時候，那時睡眠趨力極高，感覺很累，入睡也就相當的快速。

　　所以睡眠的這個恆定機制跟你的入睡有多快很有關係，睡眠趨力累積得愈多、愈強，入睡得愈快。而這一入睡，你會發現接下來的兩三個小時，是很難叫醒的，因為你進入了深睡期，也就是我們很期待的「深度睡眠」。過

去研究發現，當前一夜的深度睡眠比率較高時，會覺得隔天的精神較好。當睡眠趨力較高時，不僅入睡快，也會反映出你的深度睡眠比率較多一些，這便是許多人所夢寐以求的睡眠狀態。

　　這裡提到深度睡眠的「比率」，而非深度睡眠「時數」，是因爲每個人的睡眠量不同，依著自己的睡眠量及年紀不同，所佔的深度睡眠的比率也會有所不同。而睡眠也不能只有深度睡眠，各階段的睡眠皆有其意義及作用，所佔最大比率仍是睡眠階段二的淺層睡眠，約佔 50%，所以任何階段的睡眠都很重要，只要所佔的比率合於該年紀的分佈即是合理。

培養深度睡眠，可以這樣做

- 白天醒著中途，別把睡眠趨力給用掉。
- 午睡別太久，已經失眠的人可以先試著別再小睡。
- 如果眞要小憩片刻，記得控制在 30 分鐘以內，
  儘量在下午 3 點前醒來，別像有些阿公阿嬤說：

「我從下午一點躺下去都沒睡啊，直到四點多才
睡了半小時。」其實明明就躺了四個多小時，晚
上自然就不好睡了。記得，不論睡著與否，小憩
片刻躺床 30 分鐘就應該起床了。

● 別賴床、或太早上床「等」著睡眠來，這些躺在
床上沒睡著的時間，其實都在用掉我們的睡眠趨
力，讓它無法累積到晚上來好好入睡。

再來就是如何增加睡眠的趨力？

過去研究發現適度運動，可以讓深度睡眠比率增加，
當年紀漸長，深度睡眠的比率會自然的減少，不如就多增
加一些活動、運動讓睡眠再睡深一些。會建議的運動時間
可以是一早起來，及傍晚時段，至少各 30 分鐘，依自己
的運動量適時的增減，不宜過量。但不建議的運動時間是
睡前 3-4 小時，這時激烈的運動可能讓等一下要介紹的睡
眠第三個清醒系統太過亢奮反而不好入睡。

保養睡眠的生理時鐘

　　我們身體裡有許多大大小小的生理時鐘，這裡要談的是睡眠的生理時鐘，它以大概是一天 24 小時的時間在運轉。這個時鐘坐落在我們大腦的深層腦區，會告訴我們的睡眠何時運作，何時要醒來，如果這個睡眠的生理時鐘規律了，則身體其他器官的小生理時鐘也會較爲穩定。

　　當我們撐著不睡，所累積下來的睡眠趨力，到底什麼時候該去睡覺，就是由生理時鐘來掌管。大部份的人，會在晚上天黑後開始分泌一種叫褪黑激素的賀爾蒙，會跟我們腦袋裡的這個時鐘一起作用，叫我們在晚上的某個時刻到了，便該去睡覺。

　　然後這睡眠生理時鐘到了早上，你平時會起床的時間，自然而然的叫醒你（大夜班工作的人，可能就相反）。而褪黑激素是很怕光的，所以到了晚上該睡的時間，就不

宜有太多聲光的刺激；像現在很流行的 3C 產品或電腦、電視等都可能會影響褪黑激素的分泌，而讓該睡的那個時間點過去了。這也是很多失眠的人常抱怨：「那個時間點一過去，就很難再入睡了。」該如何保養這個睡眠的生理時鐘呢？

規律睡醒時間，是最簡單的睡眠生理時鐘保養

- 睡前別做一些干擾生理時鐘的活動（聲光刺激儘量少）。
- 固定起床時間。
- 起床後接觸太陽光至少 30 分鐘
- 午睡至多 30 分鐘，醒來不宜超過下午 3 點鐘。

所以想調整入睡時間，要先從「起床時間」先調整，晚上在適當的時間，想睡再去睡，不需勉強自己先躺在床上等睡眠。而最常出現的生理時鐘問題，是周末晚睡晚起，等周一得上班上學時，早上又很難爬起床，所以常有 Monday Blue 這「周一症候群」的現象。有些人甚至會

延續到周二或周三，到了周四好一些，周五到周末又晚睡了，每個禮拜就這麼一直睡眠不足的循環下去。

我們睡眠生理時鐘不是剛剛好 24 小時，而是 24 小時又多 15 分鐘左右爲一天的循環。所以自然的生理現象是，如果不理會應該幾點鐘起床，那麼你的睡與醒的時間就會每天晚 15 分睡覺或醒來，如此每天晚 15 分鐘，就像我們在長時間的連續假期一樣（像寒暑假或過年期間），生理時鐘就會愈來愈晚，最後可能變成日夜顛倒的夜貓子（學生常在開學前變成清晨 4~5 點睡，然後睡到下午才起床）。所以維持固定起床時間，是讓自己可以固定一個時間入睡的重要因素。

已經晚睡晚起，但想早點睡的人（是指想讓生理時鐘早點發生作用），一開始可以試著早上早一點起床，待生理時鐘穩定後，之後每天固定這個時間點起床。然後更重要的是早上起床後外出去接觸太陽光，讓生理時鐘接收到太陽光的刺激，了解這是一天的開始，不僅通知生理時鐘調整之後早上起床時間，也知會晚上要早一點睡。

即使周休 2 天如果自由的睡醒，也很容易晚睡晚起，但周一要早起（起床時間往前拉），這對於自然會往後延

遲的生理時鐘是較困難的。所以還是那一句老話，睡醒時
間維持規律，是保養它的不二法門。也要提醒年輕人，也
許你現在覺得這樣彈性的調整睡醒時間很容易，到了有些
年紀後，你很快會發現生理時鐘也會彈性疲乏的，很容易
熬一天夜，得要用好幾天力氣，才能補回那精神。

停不下來的東想西想

最多失眠者抱怨的:「睡不著的時候,腦袋裡常會有一堆思緒轉個沒完沒了,有些是最近煩心的,有些是摸不著邊際的雜亂回憶,甚至只是早上偶然聽到的一首有所感的歌,也在這時候跑出來湊熱鬧,重播個不停。」

控制思緒,有時候並不是我們所擅長的,尤其在眾人皆睡,唯我獨醒時,一些負面的思緒,很容易就這麼侵入腦袋中;所以平時就需訓練自己,能適時地讓思緒可以沈澱下來,在靜下來的時候,也可以不被雜亂無章的思緒引發負向情緒。所以「清醒機制」主要的干擾來自這兩類,一是思緒,第二就來自於身體的感受。

身體感受的干擾則是對於身體感官較敏感或身體過於緊繃的人,較容易形成干擾,例如吵雜的環境聲音、太亮的睡眠環境,或是對於身體不適特別敏感,心跳太大聲、

手腳冰冷、或是身體緊繃感，都容易在躺下來準備安靜睡覺時形成干擾。

　　其實「清醒機制」對於我們生存是極其重要，它讓我們維持生命到現代，過去人類祖先還在跟飛禽猛獸共存的時代，如果有危險接近，而我們不夠警覺的發現然後快逃或快戰，那麼物競天擇，現在恐怕就沒有我們了。雖然現在生活中沒有飛禽猛獸的威脅，但化為工作的壓力、生活的瑣事、情緒的困擾……一樣也要我們時時刻刻要維持清醒，不能懈怠。有些人在工作或學業方面，之所以能表現優秀，是因為他們白天的清醒機制很強盛，才能有好的成績，所以清醒機制有其重要之處，但若是表現時機不當，也成了失眠的濫觴。

睡前預留三十分鐘
給腦袋關機

　　放鬆清醒機制，需要在白天先練習熟練，不能急就章的想在睡前做放鬆就可以好睡。白天練習放鬆清醒機制，不是讓你睡覺用的；在白天適時要放鬆清醒系統的原因，是別讓它白天一直撐得太用力，到晚上就很難說放鬆就放鬆。最建議的時間是睡前預留 30 分鐘給自己一段關機時間，緩和的動動身體，放鬆身體肌肉，也可以看看書，看些隨時可以放下來睡覺的書，但不建議內容精彩刺激如武俠小說或驚悚懸疑的書，也不建議在床上看書。

　　讓自己的心安靜下來，最後睡前再慢慢做一段腹式呼吸，讓自己更放鬆，將白天的工作思考及雜亂的思緒在這段時間，都區隔在你接下來的睡眠時段之外，不讓你人都躺下來了，還會東想西想太多，也不讓它進入你的夢中干擾好睡。

　　沈靜你的心靈、放鬆你的身體，平時就要找到自己放鬆的方法，運動、按摩、泡澡，即使祈禱唸經也都是好方法。只要能讓自己身心靈放鬆下來，其實就你自己的放鬆方式。睡眠臨床心理師最常建議的放鬆方法：就是「腹式呼吸」，因為很方便練習，任何地點任何時間（除了吃飽時不太建議）都可以做，腹式呼吸利用呼吸速率放慢的作用，讓身體體驗緊繃的感覺被放鬆，如果再加上一些放鬆的冥想、自我催眠，讓自己的心靈也沈浸其中，一起跟著放鬆的呼吸速率，放開思緒，也是很好的放鬆方式。

腹式呼吸法

- 請閉上眼睛，用最舒服的方式坐好，讓你的手、腳、全身都處於最放鬆的狀態，用你平常呼吸的方式來呼吸。

- 5 秒後，在腹式呼吸開始前，請你評估一下目前緊張的狀態，由 0 到 100 來計：0 代表完全的鬆弛，100 代表極端的緊張，估計一下你現在的狀態大約是在哪一個數字，記住這個數字。

- 請把你的右手放在胸部上，左手放在腹部上，輕鬆的呼吸、慢慢的呼吸，用平常的方式呼吸（停 5 秒），感受一下你自己平常呼吸的時候，哪一隻手的起伏比較大？是胸部上的手，還是腹部上的那隻手？

進行腹式呼吸法

把注意力放在你的呼吸，感受到吸進來的空氣輕輕經過鼻腔、氣管、進入你的肺部，緩緩的將腹部推起來（停2秒）。

- 再輕鬆地、慢慢地將空氣由嘴巴呼出來，腹部也跟著降下來。
- 繼續輕鬆的吸氣（停2秒）、慢慢的呼氣（停10秒）。感受到空氣經過你的鼻腔、氣管、進入你的肺部，緩緩的將腹部推起來（停2秒）。
- 再一次輕鬆地、慢慢地將空氣由嘴巴呼出來，腹部也跟著降下來。可以感覺到自己的呼吸變得緩慢下來了，身體越來越放鬆、越來越放鬆；頭腦越來越冷靜。
- 吸氣（2秒）、呼氣（2秒）；吸氣（2秒）、呼氣（2秒）；吸氣（2秒）、呼氣（2秒）。繼續用這樣的速率輕鬆的呼吸、慢慢的呼吸。

如果是睡前自行練習，也許可以繼續以這樣的呼吸速率，讓自己一直維持在這樣放鬆狀態。如果是向在練習初

期，可以以下列方式覺察一下，自己做腹式呼吸的正確
性，也可以請家人一起觀察練習：

●空白2分鐘，繼續輕鬆的呼吸、慢慢的呼吸。

若是在睡眠中心接受治療，請感受一下現在你的哪一
隻手起伏比較大？是放在胸部上的手，還是放在腹部上的
那隻手？

最後，請你評估一下目前的狀態，由0到100來分，
0代表完全的放鬆，100代表極端的緊張，估計一下你現
在的狀態大約是在哪一個數字？記住這個數字。

心理師將從1數到3，當數到3時，請將眼睛張開，
回復到清醒的狀態。

資料來源：政大心理學系睡眠研究室

好睡，可以這樣做

- 不想睡不要躺床。
- 維持固定起床時間，即使你前一晚很晚才睡，而且不論是週間還是週末都是如此。
- 限制午休或小睡。如果你真需要小憩一下，必須少於 30 分鐘，而且要在下午 3 點前醒來。
- 睡前 6 小時不喝任何含咖啡因的飲品，最好限制自己早上一杯就好。
- 晚上避免尼古丁及酒精，半夜醒來時也一樣。
- 運動雖然可以增加睡眠的深度，但在睡前 4-6 小時避免激烈運動，半夜醒來時也一樣。
- 睡前 4-6 小時儘量限制你的喝水量。
- 讓你的房間是昏暗、安靜及通風良好的。
- 維持房間在一個舒適的溫度。
- 將你的鬧鐘背對你，避免在半夜醒來時看到時間。
- 確定寵物不會來干擾你的睡眠。

第二章
夜深人不靜

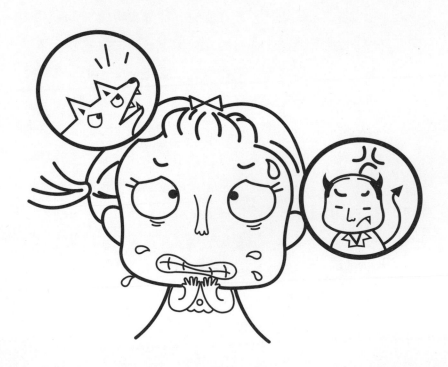

夜深人靜之時，眾人皆睡，卻唯我獨醒，那時的心情、腦中的思緒、身體的感受、環境的些微聲響，都可能讓自己心不寧靜，更難入睡，在這一章，要談睡眠的清醒機制怎麼讓人不好睡、不想睡、不能睡。

　　放鬆不等於可以睡著，但放鬆可以讓睡眠快點來到。放鬆是希望讓你轉移注意力，不去注意干擾睡眠的聲音，而專注在放鬆的感覺，將睡意催化出來。

　　上班上學，工作了一天之後，人已經累了，睡意已經在那兒等著你，若是仍太過驚覺環境周邊的聲響，心裡仍掛念許多事，甚至掛念的是睡不著這件事，睡意也會不耐煩的。

超商深夜的叮咚聲

「我再也受不了我家樓下 24 小時不打烊的超商，每開一次門的叮咚聲，為什麼晚上一定還得弄那麼大聲？那個聲音真的不能調小聲點嗎？你知道我就住在超商二樓，實在很難不聽見那個叮咚聲，三更半夜響個不停，簡直令人抓狂！」

「如果是環境因素讓我們睡不著，那麼解決的方法相對簡單些……」心理師溫柔的說：「怕吵的話，可以加裝隔音設備或是在房間放置有低頻遮蔽音（white noise）的機器，例如有些人以開冷氣來遮音；怕亮的人，加裝厚窗簾遮擋陽光，這些都是可以解決的。」

「沒用！」盧小姐說得斬釘截鐵：「能試的，我都試過了，也塞了耳塞，雖然耳朵塞整晚下來會很痛，而且半夜掉下來，後來還是會被吵到。但超商的叮咚聲，就是很

大聲，甚至我都懷疑他們是不是故意在晚上把聲音開得比較大聲點？好讓店員保持清醒，別偷打盹睡覺。」

「是不是因為晚上比較安靜，所以妳覺得叮咚聲比較刺耳？」

「我覺得他們是故意要整我，想逼我搬出去，我跟超商是同一個房東，我跟房東反映這件事，但他卻說不能去跟超商說什麼，這是人家公司的規定。還說夜深人靜的，只有一個年輕的店員在顧店，沒有那個叮咚聲，客人走進來都不知道，很危險的，竟然叫我要體諒。好，我姑且接受，但為什麼不能關小聲一點？或是只要在櫃檯聽得到的音量就行了，一定要很大聲的裝在門口，讓所有街坊鄰居都一起聽到嗎？」盧小姐說到激動處，不禁悲從中來，眼淚都要掉下來了，似乎全世界都不能了解她受這聲音干擾不能好睡的痛苦。

「我想了解，為什麼妳會覺得他們都在整妳啊？這叮咚聲應該不是妳搬來這兒才有的呀？還有其他事讓妳也覺得被整嗎？」心理師想了解這麼大的情緒反映，應該不只來自於叮咚聲，也許還有其他的事件一起加總彙集出來的結果。

「樓上的住戶也是一樣，他們都故意在深夜搬桌椅，走來走去的，好好跟他們拜託，他們總說 11 點前都去睡覺了，走動的機會很少。可是我卻常常聽到他們還在啪答啪答很大聲的走來走去，每一次被我聽到，我就馬上去他們門口貼條子，告訴他們我昨天幾點幾分真的又聽到，他們只說會改會改，但根本真的沒改啊！」

原來不只超商的叮咚聲，夜裡盧小姐被許多的聲音干擾著無法入睡，樓上的腳步聲、挪動傢俱聲，隔鄰店家的大型冷凍櫃馬達聲……許多周邊環境中，凡有干擾聲音出現的鄰居，都常被她貼條子，或直接反映過，希望他們能改善。但就如她所說的，現實的狀況有時真的不太容易改變；而她最常被回應的理由是：「別人都不會覺得，為什麼只有妳會覺得特別吵？」更讓盧小姐為之氣結。

是誰的聽力有問題

「到底誰的耳朵有問題？他們耳朵才有問題吧？製造噪音的人自己怎麼會聽到？他們怎麼還可能那麼好睡？大家怎麼會忍耐都沒有人抗議呢？我都還想去環保局投訴！」盧小姐似乎將所有的問題歸究於別人不在意或阿Q

心態「不想得罪鄰居」，覺得自己的聽力及敏感度才是正常的。

「搬家我也不是沒想過，我也是從別的更吵的地方搬來這裡的，這邊房租便宜，吵的狀況比之前稍稍較少了點，上班距離公司也算近，而且現在想搬家哪有那麼容易，我不想再搬來搬去了……」盧小姐無助的哭了。

很多忿忿不平的人，常會覺得自己被逼到角落了，自己已經對別人仁至義盡，釋出了那麼多善意，做了許多善意的提醒，為何這些倒楣的事都會落在我頭上？為何這些不公不義的事都會被我碰上？盧小姐也覺得自己，被逼到沒有退路的角落中。

先跟我一起來做腹式呼吸

「現在請妳跟我這樣做，一起來做個深呼吸：深深的把空氣吸進我們的肺部，然後慢慢再帶到腹部，感覺到妳的腹腔都鼓起來，然後再慢慢的由嘴巴吐氣，吐氣時，感覺妳的腹腔也凹下去了。」心理師帶著盧小姐一起做腹式呼吸，希望能幫忙緩和當下的情緒。經過 5 分鐘，盧小姐明顯呼吸平穩，眉頭鬆開了些，再請她慢慢張開眼睛，感

覺一下現在身體的狀況。

「好多了，我剛才忍不住太激動了，現在覺得比較好一些，而且剛才也有一點點小小要睡著的感覺。」盧小姐似乎比較能平心靜氣的來談問題了。

「我有兩個姊姊一個弟弟，從小，就覺得自己最不被疼，我與兩個姊姊年紀差較多，她們兩個較好，而弟弟是最受全家人寵愛的，我都沒有人理，吃飯也沒有人叫，功課也沒有人管，都是自己一路走過來的。我也不太需要他們關心啦，偶爾我表現得不錯的時候，他們也很不屑，我也沒有必要去跟他們比較或爭什麼寵。」盧小姐在心平氣和下，說起自己一個人走過來的心路歷程。

「過去我喜歡的男生，都會喜歡我身邊的女生，而不是我。我老成了陪襯，所以我之後也少交朋友，免得又要被利用來利用去，受傷的又是自己。工作之後，我也覺得很奇怪，好像很多人都喜歡以我為箭靶，特別會針對我，別人做錯事都沒關係，而我就會被拿出來大肆的撻伐，好像我做任何事都不對，我出社會六年來，現在已經被迫換了四個工作，都不是我不能勝任，而是被暗算排擠。」盧小姐一口氣把所受的委屈說出來，似乎有許多是因為被別

人誤解，自己的表現不被重視，甚至被錯怪而心生不平衡。

　　適度的懷疑能讓我們去了解真相，但過度的懷疑反而干擾了生活。這時要好好檢視這懷疑的真實度，像盧小姐懷疑別人在整她，而讓她生活受阻、工作不順利，實在有必要了解這背後的真實性，不應淪為過度的妄想。

　　還好盧小姐只是因為過度敏感的認知，對別人的言語聽者有意，或對事物的看法歸因與別人不同，直覺就是對自己不公，並擴大了反映的情緒，並非覺得這世界冥冥之中有人或有力量在陷害她。

　　「如果覺得剛才的放鬆有感覺，那麼請妳在睡前也來做一下，也許 5-15 分鐘，試圖讓自己沈浸在這樣的放鬆感覺中，這裡有一片 CD 可以讓妳回家自己邊聽邊練習，如果可以，希望妳將來可以不用聽 CD，也可以自行達到放鬆的感覺效果。」

　　有的失眠朋友，會企圖利用一個聲音去蓋過另一個聲音，比方說把音樂開更大聲，但這不是長久之計，所以不是轉移注意力去聽其他的聲因就可以入睡的，而是要能讓我們的身心靈放鬆下來，去轉移注意力。心理師給的

CD，當想睡時也要把 CD 關掉再睡，因為 CD 不是催眠的音樂，是幫忙放鬆的指導語，真正要進入放鬆可入睡狀態，還是需要自己專注在放鬆的感覺才行。

　　盧小姐表示自己也聽過放鬆的音樂，所以有些懷疑「放鬆就等於可以睡著」嗎？心理師解釋：「放鬆不等於可以睡著，但放鬆可以讓睡眠快點來到，上班工作了一天，妳已經累了，睡意已經在那兒等，只是妳仍太過警覺於外在的聲音，仍在注意樓上的聲響，做放鬆，是希望能讓妳放鬆下來，轉移注意力，不去注意干擾的聲音，而專注在放鬆的感覺，將睡意催化出來。」

睡眠就像是白天生活的鏡子

　　花了多久建立起的疾病，可能需要相當的時間再回到健康。人生觀也是，花了多久的時間建立起的不安，可能需要更久、更深刻的事件，才能消除這不安回到安定。

　　心理師在盧小姐睡前可以放鬆不被外界噪音干擾之後，試著請盧小姐嘗試把晚上睡前放鬆的感覺再放在面對白天工作的情緒上：「我們也可以來試試看，把這個放鬆方法放在工作上，如果過去都覺得別人都在背後捉弄妳，

讓妳上班的心情不好，晚上的睡覺當然也不會安穩。睡眠就像是我們白天生活的鏡子，我們試試看讓白天的工作心情穩定、開心，也許晚上的睡眠會更穩定。」

能在情緒化的當下，以放鬆的方式將自己的情緒穩定下來，就能以較客觀理性的方式來應對迎面而來的問題。能在當下應對得宜時，也少了事後對於這件事的情緒化反映。有時我們事後氣的，不只是別人不合時宜的態度，更生氣的是自己當下未能適時反映回去的氣憤，或讓自己出糗的行為表現。所以當下能將情緒化的事件化解掉，後續情緒麻煩就少一半了。

盧小姐在心理師的催化下，能以腹式呼吸讓自己平靜的再看到自己白天情緒化反映的事件背後更大的背景脈絡，不再執著於自己的想法，也就能以更大的格局看到自己的思考的缺失，情緒自然就少了一些。

在治療快結束時，盧小姐突然問起，別人覺得她過去很沒有所謂的「同理心」，過去的她可能會覺這是個批評，現在的她可以反思這句話的意義。同理心，是像是穿著別人的鞋子，能設身處地的感同身受去了解別人的感覺、想法。有時人在被自己某些敏感的覺察困住，可能較難去推

敲別人的想法，這需要時時提醒、訓練自己，讓自己能了
解別人或整體環境的變化，少被自己的主觀想法困住。盧
小姐在睡眠的治療中，嘗試的了解到自己的想法可能只是
許多可能之一，如何讓自己看到更大的更多的可能性，及
別人可能的想法，也許就是初步的同理心了。

　　在盧小姐過去的世界裡可能有許多不如意的事，而讓
她忍不住的要保護自己、捍衛自己的權益，所以看起來像
是充滿防衛的刺蝟，讓有善意的人也很難接近。但人際互
動就是你開一點窗，也許別人也就願意開一扇門，如果自
己不卸下心防，身段再放柔軟一些，有些好的因緣就很難
進來。

　　盧小姐現在還是住在那間超商的二樓，樓上還是住著
有小小朋友的鄰居，但她現在可以帶著微笑入睡，可以在
聽了放鬆 CD 後，心情轉換得開朗一些。她還去參與了姊
姊的宗教活動，覺得自己可以試著了解她們的世界，有心
改變，一切似乎並沒有當初想像的那麼難。

清醒機制的警覺系統

　　清醒系統是保護我們這個物種生存下來很重要的一個機制，而這個機制也在隨時提醒我們，居安思危、必須自立自強，才能夠生存下來。合理的懷疑當然是必須的，但對生活周邊人與事的信任感，也是讓清醒系統能在白天、晚上，都能適時的放鬆，輕鬆面對所有的干擾的後盾，真的不需過度鑽牛角尖，何苦自己嚇自己。

　　感覺進入身體，需經過我們認知編碼後，才能定義這個聲響或感覺是何種意義。例如類似這叮咚聲太大聲或太小聲，這窗簾太厚或太薄，都是由你來定義的，如果能擋能遮的都抵擋不了，那麼試著改變我們內在的認知。例如這叮咚聲是提醒我該去睡了、這叮咚聲保護了便利商店的店員、這叮咚聲讓我知道我不是孤單的一個人，或是還好是叮咚聲，如果是捷運關門聲那可就慘了……

　　盧小姐後來想到許多叮咚聲的好處及意義，覺得自

己不需要這麼排斥它，轉個念，許多原來的厭惡的，其實也有美好的一面。很多事情一體都有兩面，就看你要看的是哪一面，你的情緒就會眞實的反映出那一面。

定時炸彈

小劉今年 32 歲，升上財務部主任已經兩個月，覺得這次升職後，讓他對人生更篤定，決定要跟相戀三年的女友結婚。

但最近突然莫名其妙的開始失眠了，小劉自覺完全沒有失眠的理由：他的原生家庭幸福、與女友關係穩定、工作剛升遷也可勝任，然而一再無法控制的失眠，這讓一切都無法再照他的生涯規劃走，夜裡老是睡不著、當然就影響著白天的作息，讓他越來越驚慌失措。

是爆肝的前兆嗎？

「過去，我從沒失眠過，如果在大學聯考前一晚的那次失眠不算的話，我真的沒有失眠的經驗。」小劉苦著一張臉求助心理師。

　　在未失眠之前，睡眠對小劉來說，像是喝水般的簡單容易，時間到了，躺床就可以睡著，不會有太多的干擾。偶爾有蚊子鬧場，對他來說，算是最大的干擾了，所以小劉從沒想過會有睡眠障礙這回事。

　　「這次我發覺失眠眞的很痛苦，那種全身不舒服的感覺，眞的對工作影響很大。我快要結婚了，但卻不太敢去做婚前健康檢查，很怕這次失眠會讓身體出現什麼問題，如果去做了健檢，檢查出什麼疾病，我想我受不了這個打擊，睡眠沒了，健康也沒了……」

　　顯然小劉把失眠的影響性，擴大到對自己身體擔憂，及是否結得成婚，看起來這半路殺出來的程咬金「失眠」，壞了既定所有的人生規劃，讓小劉相當地不安。從懂事一路走來，小劉都很順心，讀一流的學校，進一流的公司，在 33 歲前當上財務部的主任，也買了房子準備好要迎娶新娘。照接下來的規畫：在 40 歲前，期望生了兩個小孩，坐上財務部的經理……

　　但失眠，完全是不該出現在自己的人生規劃之中，莫名其妙的開始失眠，讓小劉見識到自己也有無法完全掌控的「意外」。自從失眠後，小劉不只在乎睡不著對身體的

影響，每晚 11 點定好起床時間鬧鐘後，一躺上床，每一分鐘、每一秒，都像是在打仗，非常小心翼翼的警覺自己的睡眠品質、狀態、深淺，還有身體是否有任何異樣？

「只要我一撥好鬧鐘，我的腦袋就出現 Mission Impossible 電影《不可能的任務》的音樂，緊張、詭譎的氣氛就出現了。我會三不五時偷瞄下鬧鐘，一個小時過一個小時，心中暗自焦急，只剩沒幾個小時可以睡，然後進入倒數 4 個小時、3 小時、2 小時、1 小時，直到那鬧鐘響起。簡直就像是定時炸彈爆炸，宣告又一晚都沒有睡。」小劉滿臉的痛苦表情，像是一頭驕傲的鬥牛，最後被最微不足道的一方紅布巾給打敗般。

「失眠讓身體全部都不對勁，白天眼睛是睜開的，但腦袋瓜不是自己的，要多花好幾倍的力氣，才能維持原來的工作表現水準。這也就算了，但我開始覺得身體似乎有時候不太受控制，頭容易痛，過去我很少頭痛的，這下真的才知道痛起來要人命。有時候連牙都痛起來了，最讓我擔心的是，有時候腹部的這個位置一」小劉指著右腹部：「也會莫名的刺痛起來，我擔心我的肝是不是也有問題了？會不會是要爆肝了啊心理師？人家不是說失眠久了，

有可能會爆肝？」

　　其實小劉所謂的「失眠久了」，也不過是快一個月而已，並非真正的長期失眠。而爆肝說，一直是許多失眠族群所擔心的，擔心長期失眠下來後，會損害肝功能，但小劉的腹部疼痛，顯然不是肝功能不佳的症狀，肝如果真有狀況，也不會以「痛」來表現的。

　　「你過去睡眠一直都很穩定，身體也一向健康，才會在失眠近一個月的時候，讓你擔心這麼多。」心理師試著先安撫小劉的猜疑害怕：「但除了身體疼痛，可能需要再多做一些檢查，以確診是何種原因再說；依目前過度不安情緒的狀況，很可能一切都沒有太大問題，只是你對失眠的焦慮，讓你把一切小症狀過度災難化了。」

　　小劉皺起眉頭，似乎對於心理師覺得他大驚小怪而感到不解。

　　「既然這麼不安，去做次健康檢查吧？就知道你所擔心的問題出在哪？」

　　「我也超想知道是什麼原因讓我不好睡，但如果真的檢查出是我無法處理的問題時，我、我、會不會結不成婚？我也不想耽誤到別人的幸福，但一切都不應該出現在

我的生涯規劃中啊？如果有一些疾病是需要治療才能結婚的，那 —— 我的生涯規劃，不就會出差錯、荒腔走板了？」

「所以你現在最擔心的，是結婚，及突發的一切都不在你的規劃之中？」

「我也不是這麼不知變通，但身體太複雜，我是門外漢不懂，所以我會不會其實是生了尚不知名的病，害得我失眠？而這不知名的病，也可能讓我結不成婚？生不出小孩來？」

天上掉下來的禮物

「如果暫時不能結婚，會怎樣嗎？」

小劉面對這樣的詢問，似乎很難回應，想了好一會：「嗯，理智上來說，應該是不會怎樣，但如果可以的話，爲什麼不照計劃來按部就班進行呢？」

「如果這是上天對你的考驗，要你在 32 歲的現在，讓你看到人生不照計劃進行，也沒有什麼關係呢？」

小劉毫不加思索的回問：「爲什麼是現在？爲什麼不是 20 歲？不是 40 歲？偏就在我升上主任這時候？就在

我腹背受敵的這時候，就在被人虎視眈眈監視的現在？就在家人對我結婚，有那麼多意見的時候？」

　　原來，小劉所謂找不到任何會失眠的理由的背後，是有許多不順心不如意的壓力存在。

　　「我這個主任的位子也是得來不易，但就算在爭取這位子的那一年期間，我也沒有失眠啊，跟我競爭這位子的同事，現在還是很在乎這個位子，會到處跟人家說我這做不對、哪做不好，說我沒有資格當上這主任。搞得我每天必須戰戰兢兢不能出錯，因為我覺得好多雙眼睛，都在背後盯著我做任何一件事，等著我出錯。」小劉額頭竟然有些冒汗。

　　「所以凡事我都要想得更多、更遠，要更早跟經理報告，還得要先去客戶那兒打點好，不能有所鬆懈，否則我的這個主任的位子，可能就坐不久了。」

　　「所以你的失眠，跟自己覺得同事一直在監視你的表現有關嗎？」總算有蛛絲馬跡可追了。

　　「沒有，這種人不是對手，當然對我一點影響都沒有，我才不在乎！」

　　這麼斬釘截鐵的回答，當真如此？

「我又不是社會新鮮人，從在學校考試，就有一群人一直在背後盯著看我的成績，希望可以超越過我，但第一名是非我莫屬。後來工作職場上，也有很多人妒嫉我，私下很想把我幹掉，我當然是不會那麼輕易就投降、被取而代之的。」

顯然小劉鬥志相當堅強，而且是愈戰愈勇之姿。

「只是失眠後，有時候想一直維持這麼精力充沛，真的不太容易。」對小劉而言，有人與自己競爭沒關係，這可以讓小劉越顯優秀；但失眠害身體狀況不允許自己有好的表現，就先輸掉了氣勢，也難怪小劉會如此擔心。

去「感覺」身體，不是去「想」身體怎麼了

心理師試著讓小劉回到「傾聽身體訊息」的原始狀態：

- 想睡就睡，睡多少算多少，有睡就算賺到，何必被幾小時給限制住？
- 隔天的精神好或不好，與睡多少有一定必要的關係嗎？就算只睡一個小時，尚能撐著精神工作一整天，或許撐得很辛苦，但總比都沒睡要好。
- 不管幾小時，有精神就有精神，累就是累，去「傾

聽」身體在告訴你什麼，而不是你「覺得」身體怎
麼了？

　　小劉用了太多心思在意身體狀態與昨夜睡眠時數的關
係，而忘了身體自有其韻律，想睡時，不要用時間來告訴
自己還沒睡；身體已經放鬆了，不需要鬧鐘來倒數計時還
有多少時間可休息。

　　心理師進而用「腹式呼吸法」來讓小劉體驗放鬆的感
覺：「沈浸在放鬆的感覺中時，是沒有時間感的。」而小
劉也真的在當場睡著了。

怎麼會這樣

　　小劉的失眠很快的因為不看時間，有了很大的進步，
但還是很想知道，我為什麼會失眠？過去的小劉，要睡著
太容易，不像工作時必須習慣對所有的數字，加以分析、
仔細研究；但當小劉失眠時，睡眠成了他不自覺的研究目
標、小劉想要去解決的問題，但睡眠是經不起像工作中的
那些數字，被仔細分析、反覆推敲，這反而會讓睡眠機制
中的清醒系統，過度亢奮；就如同在工作般，不能放鬆。
睡眠很簡單，只要白天不偷睡，白天多運動、多光照，睡

眠天天都同一時間等著你放鬆，等著睡眠生理時鐘自然而然響起，便可以好好釋放睡眠趨力，讓人進入夢鄉好好地睡大覺。

睡眠可以輕易擁有，只要自己準備好「放輕鬆」，所以要好睡，就是什麼事都不要去傷腦筋。睡眠不在醫師或心理師的手裡，就在每一個人自己做好臨睡前的「放輕鬆」。

可不可以加速失眠治療流程

「您說原來要八週的治療期，如果我每週來兩次，能不能四週就解決掉失眠問題？」在治療有所進展時，急性子的小劉又想加快腳步。

太快，有時候是讓睡眠的清醒系統很容易亢奮的原因，既然睡眠是要慢慢來，「欲速則不達」的態勢，有可能反而會干擾睡眠的。

請留給睡眠一段不被干擾的時間區隔

不是不能快，而是人生有階段性，生活也要有所區隔，就如同小劉過去好睡時，白天的競爭，完全不會侵入影響睡眠。

做好時間區隔，每個人都應留給睡眠一段不被干擾的時間區間，例如上班是早上 8 點到下午 5 點，下班休閒時間是晚上 10 點前，而 10 點到 11 點是睡前放鬆時段，11 點到隔天早上 6 點，則是睡眠時段。

每個時段不互相干擾，白天工作的煩惱不拿來睡前想，不放進自己的夢中追逐，工作時全心全意認真工作，先別去煩惱晚上睡不夠、別等臨睡又煩惱白天工作好像精神不濟、漏了什麼，然後惡性循環反覆一直想一直想，然後，又失眠了……

小劉現在還是很積極、很有競爭力，為了他 40 歲之前的經理寶座，每天認真打拚。雖然還是覺得周遭包圍著許多競爭者，但這不是他的煩惱，那是他的驅動

力；雖然有時競爭的態勢，會讓他的人際關係與其他人有些距離，但非常目標導向的他，面對這樣的困擾，只是皺個眉頭，很快的又找到下一個目標戰鬥了。

小劉說：「會記得這次的教訓，所以在生涯規劃清單上，又多了運動、健檢等戰備力的提升，當然也隨時提醒自己，傾聽身體的聲音，而不要再被失眠給突襲了。」

清醒系統可以在白天用在工作上，讓我們表現傑出，但做好時間區隔，讓晚上的睡眠不被自己競爭的清醒系統干擾了。

備註：關於「肝不好，會不會痛？」可上「財團法人肝病防治學術基金會」官網 http://liver.org.tw/index.php 了解得更多。

裁員與被裁

「你知道我最大的壓力是什麼嗎？是裁員！也許你會認為我們在這個位置的人，都很習慣把不適任的人裁掉，但這對我來說實在很難，很難。」

蔡總56歲，是一家化學公司的總經理，在金融風暴時期，求診睡眠心理師，自覺壓力實在太大，每天睡不好，還要每天面對公司裡裡外外，許多因金融風暴下出現的種種困境，他一直在掙扎：「是否辭職保住老命，會比繼續留下來工作，領著共體時艱愈來愈少的薪水來得更好？」

「我也是從基層做起的人，從送貨、業務、主任、協理一路辛苦的爬到這個位置，我很清楚這一路關關卡卡的辛苦在哪裡。我曾在工廠睡過，到經銷商那兒去低頭求過，我完全知道員工的打拚，叫我如何隨便輕易的就把人

給辭退，叫他回去吃自己。」蔡總低著頭述說苦衷。

　　「現在經濟情況不佳，你必須做一些你不得不做的裁員決定，才能穩住公司的財務狀況，是這些讓你很挫折嗎？」

　　「實際上，正因爲我知道不辭退這些員工，暫時也應該沒什麼大問題；最大的問題是老董，他對這樣的景氣，彷彿視若無睹，只認爲是員工不才拖累營運，想在這時候把他們都遣散，然後換一批自己的人。」蔡總簡述公司的組織架構，其中有許多人事派別的糾葛，讓常擔任和事佬的蔡總左右爲難。

　　「在面對公司開出來的走路名單，心痛、不好意思外，也要努力想有沒有什麼人脈可運用，介紹他們到別家企業去。老董難道不曉得，我面對這些員工時，也要承受他們的咒罵、生氣、苦苦哀求，但我不得不執行啊⋯⋯講了之後，不但要面對朋友關係破裂，之後在其他場合見了面，恐怕連招呼都沒得打了。」

　　「我常在夜裡接到老董電話，說他又想裁掉誰，數落他的傳說中不好，要馬上叫人離職。我就要解釋這員工的努力、裁掉這名員工對生產線所造成的後果，希望他不要

時常做這樣的決定，會讓員工不安。但老董總是決定後的事，就沒商量餘地……然後我就會失眠。」

「我實在很難啟齒，告訴這些以前跟我一起打拚了一二十年的同事，說他們要被 fired，他們有些當年還是我特別挖角進來的，我怎麼能開口做這種事？」

第一步的宣洩，說出來

「心理師您就借我說說話，這些話，我都不知道要去跟誰說，老董聽不進去，下屬也不一定了解我的心，老婆每天忙她的，我自己也忙到每天都很晚才回家，回到家她已經睡了，早上她也去上班了，真的見到面、醒著可說話的時間真的少之又少，有時候談到公事上的壓力，她乾脆回我不要做好了，為什麼要這麼勉強自己、這麼痛苦！」

心理師第一步就是讓蔡總把心中的委屈有個地方可以宣洩，能說出來就有治療的效果了。

來睡眠中心求診的病人，常常問我：「你們心理師年紀不一定比個案來得大、人情世故也不一定夠幹練，一些各種職場專業你們也不見得懂，怎麼能幫助我們？」所謂術業有專攻，心理師不需要那麼滄桑，親身經歷過人生百

態，也可以對於被治療者提供協助。像蔡總治療的初期非常需要傾聽者，一個能全心傾聽他多年來的壓力的人；而我們就是那個經專業訓練出來能專注、認眞的傾聽者，這樣的態度在初期就會有療效，之後的治療技巧介入時，才能被催化出更大的效果來。

當然臨床心理師可以去了解企業管理、去了解電子業的產業結構、去了解各行各業，或各式精神疾患，例如憂鬱症、強迫症等的專業，這也能成爲臨床心理師的次專業，就如同醫師有專科和次專科般。現在台灣睡眠醫學會也正著手進行睡眠心理師的專業認證，以後就可以找到更專業治療失眠的專業心理師了。

回到蔡總的壓力，發現家中的支持較缺乏，蔡總的妻子也是別家企業的高階經理人，兩個忙碌的經理人，實在很缺乏時間，讓彼此去同理這夾縫中的壓力。所以治療初期有 80% 的時間，蔡總總是有許多的苦水可傾訴，等到蔡總可以聽進治療的建議，也差不多進入了治療的中期了。

怎麼去說：「我必須要辭退你！」

「面對我們會有的不安、愧疚感，我們可以怎麼處理呢？」

「任他們罵啊發洩不滿呀，讓他們把情緒表現出來，有時候，我反而比較好過一點。當然私下，我還是會想辦法，看能不能幫他們介紹新的工作機會。」

蔡總其實本來就在做這些減少不安感受的事，個性圓融不喜歡衝突的他，一直都自覺做得仍不夠，而被這樣的內疚感追著跑，而心理師只是讓他再具體呈現他現在已經在做的事，讓他對自己的努力更具信心。

而裁員的動作仍令蔡總心酸，心理師在認知上試著讓蔡總能再更接受自己所做的動作：「坐在這個職位上，就必須執行這樣裁員的動作，並非是你個人的意願，或主動提出來要執行的，真的不需自己概括承受所有的情緒。」另外也對於老闆會半夜奪命連環 call，讓自己又陷入失眠，則請蔡總能建立人際的界限：「了解彼此生活的界限，建立彼此的責任分屬，尊重下班後各自的生活獨立性，也試著教育老董，不應過度的介入員工的私領域；並

非立即馬上得解決不可的事，請他不要在深夜干擾私生活。」這看似放諸四海皆準的原則，在蔡總的商場手腕中，以委婉的方式眞的減少了許多。

在蔡總的治療同時，被裁的阿忠，就如同蔡總所說的那些同事般，在治療室不停的對於公司派系鬥爭口沫橫飛的不停痛訴著，對於人情冷暖感到心寒，也對於自己未來人生感到徬徨及不安，家人實在很擔心他會走錯路，把他帶來治療室，希望適時的治療也許可以讓他有不同的出路。還好阿忠的專業可以讓他保有競爭力，可以讓他過了半年的有資遣費及半薪的無業遊民後，又重回職場，找回自信。其實在治療阿忠時，實在很想讓他知道，這世上還有像蔡總這般重情重義的主管，在爲他們擋下了許多的高層壓力，減少了更多麻煩，也許相互體諒，能讓彼此怨懟不至於那麼深。

去留之間

不論景氣與否，職場的來來去去，總是一種煎熬，高升或被高薪挖角，固然欣喜，但相對責任必然不輕。而離職不論自願與否，心中也是有翻取捨盤算的掙扎。蔡總最

後在新公司或留下來繼續為同事們擋下老董的張狂情緒之
間抉擇，而遇上這樣的問題，心理師治療的角度在於：將
個案內心的各種利弊得失考量，再次清楚的呈現出來，讓
自己混雜猶豫的想法，再一次整理分析得清楚些，並回歸
自己工作上所追求的目標或內在人生的需求。蔡總顯然選
擇更符合自己人生目標的決定，讓自己不後悔的往前進。

　　一時衝動的率性而為，是很容易悔不當初的。任何的
決定其實都有利弊得失，如果能更符合自己本質上的需
求，在進行這項決定時會少一些遺憾，多一些獲得。

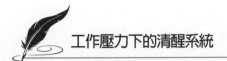

工作壓力下的清醒系統

　　個性果決的工作態度，及情緒內化少爭執的工作態度，都可能在工作職場上表現優異，但也都可能危及到睡眠的清醒系統。

　　在蔡總的例子中，看到將上司及下屬情緒都吞下的中間主管的辛勞，這些情緒化成內疚可能在半夜反撲讓自己的睡眠不成形。適時運動、責任區隔、找到適當的情緒抒發管道，讓我們睡眠的清醒系統可以在夜間放鬆，都可以讓睡眠再回到自己身邊。

老媳婦的眼淚

　　阿秀姐從小就是李家的童養媳，過去民間有個習俗，
會把家中的女兒給別人養，自己則養別人家的女兒；就好
像是自家的媳婦從小就由婆家來教養大。在過去重男輕女
的觀念中，覺得若是生女兒自己養，最後嫁了人，心中難
免划不來、不平衡。

　　先生從小就體弱多病，所以阿秀姐來到李家，最主要
的工作就是負責照顧先生。阿秀姐並沒有受到女兒般的疼
惜，反而幾乎等同於是傭人一般，從小做事做到大，小學
有畢業的她，在同輩中算是得到不錯的待遇了。

　　是家中獨子的先生體弱，從一出生便接受家中所有人
的呵護照顧，個性就像是個扶不起的阿斗。長大後也無所
事事，靠著祖產過生活。反倒是阿秀姐，一手扛起家中所
有的大小事，長大後半工半讀唸完高職的夜校，在一家砂

石工廠當會計。

　　那年阿秀姐才 21 歲，就在成親不到四年，連生兩個孩子後，先生便因病去世，留下她們一家三口、與婆婆及先生的三個姐妹同住。婆婆的壞脾氣，連三個親生女兒都受不了，結了婚離家後就少有往來。身邊的人都義正詞嚴的要求阿秀姐：「媳婦奉養婆婆，天經地義！」阿秀姐也一直認份的照顧著婆婆，四十多年如一日般的逆來順受。

　　來到診間，阿秀姐沒說兩句自己的睡眠困擾，就開始淚如雨下：「婆婆每天都查我的包包，身家調查每一通找我的電話，查我的錢怎麼用，我出門她就跟蹤，四十多年來，天天都在告誡我，要不是有她從小養我，資助我去唸書，幫我照顧兩個小孩，我怎麼會有今天？」

　　「我的小孩從小就被灌輸：你媽很笨、你媽是掃把星，你阿公及你爸才會早死……我婆婆三天兩頭會哭給左鄰右舍看，哭訴給來訪的親友，說我沒照顧她還虐待她，沒給她吃、沒給她穿、沒給她錢，還要她一個老人家帶兩個小孩……她要鄰居親友主持公道，教訓我怎麼這麼不照顧她？」

　　看著六十多歲的阿秀姐，超齡的風霜憔悴，她的眼淚

讓人好感慨。

「我兒子娶了媳婦，女兒嫁了人，兩個孩子從小看到懂事，他們也都了解婆婆的作風，叫我搬出去跟他們一起住，不要再繼續忍受阿嬤的無理取鬧。」阿秀姐放聲大哭：「我先生的三個姐妹一聽到風聲，竟然連手偷賣掉我先生名下的房地產，硬拗說是她們姐妹拿錢出來，要奉養媽媽到老的心意，還說會監督我怎麼做、有沒有孝順到婆婆百年，會陸續分期給錢……」

「現在妳年紀也六十好幾了，白天還要幫忙照顧自己的兩個孫子，這麼大的精神壓力要怎麼是好啊？」

「我也想把婆婆帶去安養院，但我那些大姑小姑覺得，我冠著夫姓、吃住在她們李家幾十年，就應該責無旁貸的必須要侍奉她到往生。其實……」阿秀姐遲疑了一下：「她曾經說，天天看我就有一肚子氣，不如去住安養院清閒，但是因為她實在太盧，不到一個月，安養院就拜託家屬領回。」

「該是妳一向順著妳婆婆，寵壞了吧？」

阿秀姐聽心理師這麼說，抹著淚苦笑：「從安養院回來，她也沒給過我好臉色啊！」

「我也老了！」阿秀姐嘆了好長的一口氣：「從小做到老，被嫌被罵，身體一年壞過一年，倒是90歲的婆婆，身體比我硬朗，罵起人來，隔著牆，鄰居都聽得清清楚楚。」

開始吃安眠藥，只為了能有活下去的體力

病歷上，阿秀姐吃安眠藥的病史，從自己到藥房買，劑量一路增加到得看失眠門診，都解決不了她想好好睡一覺到天亮的心願。

「我自己知道，這麼多年的失眠治不了，完完全全都是被婆婆逼出來的，剛開始吃安眠藥，只是讓自己當天晚上，可以不被她氣得睡不著。第二天，能有點體力打拚，為兒女活下去。」

這樣吃安眠藥，既治不了標也不能治本，阿秀姐實在很需要有人，來幫她解決糾纏她一輩子的婆媳難題。

「其實，妳在這六十幾年裡，能與這麼厲害的婆婆相處，整體來說，妳絕對是一個完美的媳婦。任何事，妳以婆婆為優先，三餐打理貼切，孩子也教養得讓婆婆及街坊鄰居沒得挑，但這些完美的背後，是妳自我的犧牲、壓

抑，精神體力的耗竭，每日每夜往肚裡吞的淚水。」以心理師的觀點來看，阿秀姐爲什麼這麼拚，其實有一部份，也是阿秀姐自己認同的。在那年代，侍奉公婆是天經地義，更何況這婆婆也算是她的養母，在「天下沒有不是的父母」觀念下，阿秀姐是沒有理由反抗離家的。

在這些觀念及自我要求下，努力的自持自重，是讓阿秀姐可以在這六十多年來，在左鄰右舍、親友間被豎起大拇指稱讚的原因。但人總會有極限，看著自己被婆婆欺壓了一輩子，連想放鬆好好睡一覺都成奢求，心裡的委屈悲哀可想而知。一開始接手治療阿秀姐，實在很難伸展開來，她從有記憶、懂事以來的傷痛太深，這六十多年來，沒有一個人願意這麼認眞、專心的聽她傾訴痛苦，也沒有人願意承接這樣的情緒。

每一次來，約有五分之四的治療時間，阿秀姐都是說著說著就哭，一哭便無法收拾，抽泣著陳述自己這六十年來的種種不平。年紀大了，每次一話說當年，身邊的朋友、兒女聽煩了，聽她一提就忍不住手一揮：「這都是妳自己願意受的，爲什麼不乾脆搬出來算了？兒子媳婦又不是不養妳……」

　　但這樣的互動，無法讓患者看到自己的行爲模式：找人哭泣、希望被支持，因爲找不到解答與釋放，只好一直重複，他人受不了，自己又因爲沒得到支持，再度受傷，也就無法從中找到轉圜的轉捩點。所以心理治療，如果被外界看成一個只是來哭泣，有人「秀秀」憐惜的地方，那只是治療中的一段歷程，並非全貌，希望不要再靠吃安眠藥來解決問題，就需要有耐心跟著治療師的腳步走。

　　阿秀姐含辛茹苦顧家庭的能力，是支撐她走過六十多年來悲苦日子重要的潛能，獲得所有人的讚賞，是她僅有的「成就感」。只是太少人、太少力量，去告訴她：「更應該照顧好自己，而且不只是身體生理的照料，還有心靈及情緒的照顧。」

　　阿秀姐趁著孫子剛好 3 歲要上幼稚園的時機，開始去尋找自己的興趣與生活，她參加了隔壁縣市舉辦的書法班，她還是無法在自己家附近上課，覺得仍有眼光盯著她看，同時也想離家遠一點，才好跟婆婆交代交通時間較長，可離家久一些。慢慢她發現，原來也有很多人跟她一樣，又要照顧孫子又要煮三餐，原來也有人跟她一樣，六十多歲才開始要學書法，而自己的書法表現，也不比人家

學了兩三學期的差。

　　「我以前都不敢跟不熟的人說話，害怕別人會打量我的表現，但現在同學很熱情，還請我去他們家喝茶、走一走，相約一起去泡溫泉。」嘗試走出困境的阿秀姐開朗起來了。

　　現在阿秀姐除了早晚會去樓下社區公園運動外，又多了一個地方可以去，覺得有個地方，可以暫時離開高壓力環境，是一件很開心的事。但是仍然必須回家忍耐婆婆的大呼小叫、無理肆意的批評，所以在睡眠日誌中，仍然可以見到剩半顆的安眠藥，及入睡仍需一小時的記錄。

　　阿秀姐的覺醒意識愈來愈強，在了解更多社會資源的情況下，覺得自己六十多歲了，實在不需要再拖著九十歲身體已有些孱弱的婆婆熬下去。如此耗下去，彼此都得不到最好的照顧，她想再試試其他家安養機構。這次的安養院制度較健全，醫護及管理人員的技巧較成熟，終於成功的把婆婆安置在院中。

　　婆婆的鄰床告訴阿秀姐：「她呀，只有妳來探望時，她才會在那兒盧，做過份要求，平時她可是相當合作，不胡鬧的。」

　　阿秀姐現在一個人自己住,她不想照顧一大家子的人,所以也婉拒了兒子搬去跟他們一起住的要求,她還是很喜愛小孫子,但不想整天都被綁著,幼稚園下課時,她可以幫忙把孫子接來,爲兒子媳婦煮晚餐,但晚上各自回家後,她喜歡享受一個人在家,沒有大呼小叫咒罵的家,沒有人總是苛責、不滿意你的家。

　　終於,在家她可以有自己的一間書房,終於,在家她可以隨意擺放自己的東西,終於,出門不需要事事報備交代,可以在外面與朋友一起用餐,活了六十多歲,終於,自己可以喘一口氣!

　　睡眠問題解決了;雖然現在的睡眠與阿秀姐開始失眠那時的睡眠狀態已有不同,她睡不深,容易醒來,也需要花費一段約三十分鐘的時間才能安然入睡,但她也接受自己已六十多歲了,能這樣的心平氣和睡眠,已相當滿意,更何況不需安眠藥來幫助自己,去消滅情緒才能勉強入睡,這對自己來說,是很大的收穫。

　　阿秀姐在結束治療的一段時間後,又再度出現診間:「快過年了,想來看看妳。現在搬去與兒子同住,覺得家就該有家的聲音感覺,可以讓自己感覺不冷清、熱鬧

些。」

　　雖然阿秀姐不免小小抱怨了一下媳婦，有些家事與自己的完美標準不太合，但自己也能自嘲：「沒辦法呀，從小就被當成清潔苦工，現在很難有人可以達到我那個纖塵不染的標準吧？」

　　整體來說，阿秀姐自己是相當喜歡現在的生活。會再來諮詢，也是想問問心理師：「如果仍偶爾會生氣，晚上可不可以再用點藥來入睡？」

治療失眠，並非完全反對用藥

　　這種情形，通常是阿秀姐隔天要去看婆婆，就會很緊張不安，雖然那會面也可能只有十幾分鐘而已，但前一晚，思前想後就會睡不著，尤其回想起婆婆尖酸刻薄的大呼小叫，又引出自己受折磨的不平，委屈與憤恨的情緒，反過來壓得自己喘不過氣來。加上有時和兒子媳婦也所衝突，也難免會想借用安眠藥入睡。

　　其實，心理師雖然使用非藥物的認知行為治療方法來治療失眠，但並非完全反對用藥的。像阿秀姐這樣，過去30 年來習慣用藥入睡，可以在相對短的一段時間，就戒

除用藥,已是相當了得。

　　年紀較長的長輩可能在睡眠獲得大幅度的改善後,仍可能持續使用少量的助眠劑,來因應睡眠較淺薄的狀況。所以心理師再次為阿秀姐打氣鼓勵:「心中不想過度依賴用藥的心態是正確的!若因為自己不同的狀況,彈性的用少量的助眠劑,也是合理的。」

建立自信,不再讓自己活得動輒得咎

　　這些擔心在之前的討論裡,阿秀姐已經反覆修正,過程中也對自己的表現及想法,有很大的自信;對於情緒也有自己的因應之道,會試著端詳自己的情緒的來源,減少負向情緒的啟動;也能將情緒放在應去的地方,不再讓負向情緒壓住自己的手腳及心靈,不再讓自己過得手足無措,動輒得咎。

　　心理師雖然無法完全治療阿秀姐到「完美」的地步:讓她對兒子媳婦沒有歧見,也沒有辦法請阿秀姐完完全全不在乎他人的想法,這些,都是阿秀姐在過去六十多年,能撐過來很重要的內在力量。在治療的過程中,阿秀姐看到自己媲美「清潔大隊」般的完美要求,而能試著跟它相

處，且接受它，不被它困住，已屬難得。

　　在治療後，阿秀姐回到沒有治療師的實際生活中，有時過去長期的信念，難免會再回來影響生活，只要靜下心，記得在心理治療的過程中，所經歷的討論與建議，其實可以容易不再重蹈覆轍，重演生命裡的痛處。

　　回頭分析阿秀姐的睡眠，以她年紀已經六十多歲，睡眠因著年紀的影響也會開始有所變化，相對於年輕時睡眠的趨力較為減緩，生理時鐘可能也較提前，加上她的清醒系統中有許多的擔心及不安，實在很容易讓她的睡眠被破壞。所以會建議長者，每天規律的運動，讓睡眠恆定系統穩定，睡眠趨力增加，以阿秀姐來說，原本不運動的她，在開始早晚的運動後，在每次治療的睡眠日誌中，即有明顯的差異。

　　改善生理時鐘的太陽光照，也可改善病患的心情。阿秀姐由開始必須哭個五分之四治療時間，可以越來越少的流淚，越來越多的靦腆微笑（當然心情改善，和處理與婆婆相處的技巧有更直接的相關）。

　　心理師除了與阿秀姐共同發展出一套因應婆婆的不合要求的方法外，社會資源的討論外，還有是打破阿秀姐自

己覺得應該無怨無悔一直忍耐照顧下去的信念有關：「學會爲自己負責，爲自己的健康、快樂負責！」更是直接的影響阿秀姐走出自己路的關鍵。

　　增強阿秀姐的自信，覺得自己的想法、做法是適當的，不需要過度在乎所有人滿不滿意，也清楚的了解自己的需求，是要獨處也好、還是被孩子照顧，但絕不是爲了「滿足別人的要求」。

助眠劑，不是忘憂草

- 情緒的煩惱、身體的不適，都會影響睡眠的清醒系統，讓它在夜晚更加亢奮。

- 適時、適量的使用助眠劑，可以減少自己與清醒系統的對抗，也讓長者或需要的人可以輕鬆的重獲睡眠。

- 助眠劑是用來助眠，不是對抗憂鬱，也不是讓我們忘記情緒或某些不好的記憶好來入睡，面對原來的情緒問題，才是正確的解決之道。

- 吃藥時不把對藥的擔心也一起吃下去，相信醫師，相信藥，也相信自己，有計劃的用藥，才能得到最佳的療效。

921

　　最近菲律賓板塊與歐亞板塊又密切的在釋放能量，許多的小地震或中型地震不斷的在亞洲出現，新聞、氣象或談話節目中，又舊話重提台灣的地質、所處斷層帶、震災回顧或地震的防範等等。

　　50 歲的王媽媽開始失眠了，天一黑，便覺得自己的防震措施做得不夠好，臨睡前，會一直擔心，萬一半夜再來一次 921 大地震，很可能會因準備不足、或自己的防震措施做得不夠滴水不漏，讓自己及家人會家破人亡。王媽媽天天都很忙，但最近忙的並不是什麼家務事，而是每天都為了自己與他人的防震安全而緊張。十年前所發生的 921 大地震，讓王媽媽對大自然令人無所防範的摧枯拉朽之狠，充滿了不安全的畏懼。

　　「我從 921 之後，每晚睡前都會在床頭放一瓶水，最

近我還放到三瓶水，想說如果萬一再來一次大地震，我被壓在下面超過黃金 72 小時，我還有三瓶水可以應急，即使搜索隊沒有找到我，就算七天以上，我也應該可以撐得過去的……至於那種地震用的救難包，我也為家人在床頭都放一個，萬一我們各自被壓在下面時，我們應該都可以自己救自己的。」

居安思危雖然是有備無患，但全家人、甚至全社區鄰居，都有些受不了王媽媽的「未雨綢繆」。在夜間的地震的確是可能讓人措手不及，加倍不安；但在白天的地震，只要王媽媽在家，她的驚恐喊叫，讓全社區也跟著緊張、騷動起來。

921 大地震時，王媽媽家還住在 13 樓，那時的搖晃讓王媽媽嚇壞了，覺得比坐雲霄飛車還恐怖：「好像鐘擺在晃來晃去，我都覺得這次晃過來，下一秒就晃不回去，整個房子就要垮掉了！」所以王媽媽花光她當時所有的積蓄，也要換買較低樓層的房子。好不容易換到現在住的三樓的房子，可是只要一有地震，就會看到、聽到王媽媽從三樓一路大喊一路尖叫：「有地震啊，大家快逃呀，房子要垮啦，快逃命呀！」只見王媽媽由三樓狂奔到社區的中

庭，這樣驚心動魄的動作，實在是嚇壞了許多社區裡的
人。

　　雖然絕大部分的地震，在王媽媽人都還沒奔到中庭就
結束了，但在白天時，有些人家中只有高齡老人家在，被
王媽媽這麼一吼叫，曾有老人家被嚇得拐杖都來不及拿就
要衝下來，也還發生過老人家要逃出門，倉促間反被絆
倒、或驚嚇跌倒受傷的擦槍走火事件。

　　這樣的次數多了，有些人對王媽媽失控行爲無動於
衷，有些人在背後說王媽媽的不是，有些人直截反映給社
區管理委員會，希望她不要再如此，或是私交好的婆婆媽
媽勸她，以後不要這麼大驚小怪的。王媽媽不但不以爲
意，反而一本正經的告誡身旁所有的人：「地震眞的很可
怕，眞的還是要小心的好。」

　　王媽媽一直以來，都是社區中最熱心公益的人，許多
管理委員會決議要做，但苦於經費或人力而窒礙難行的
事，她都會義無反顧的去做，也不求回報。對於白天家中
只有老人家在的鄰居，她更是不時去探望一下，看看有沒
有需要幫忙的地方。「大家同住在一個社區就是有緣啦，
我有的是時間，幫忙照顧一下也沒什麼關係，只是現在我

沒空了，失眠讓我精神不濟、很累，我只想要看看能不能
有什麼法子，讓自己不要一天黑就擔驚受怕，能睡得好一
些……」

「我也知道自己是因為太害怕地震而睡不好，但我白
天很努力做了很多事，來讓夜裡好睡，可是怎麼不管多
累，還是睡不好呢？我也不企求會好睡到什麼程度，但至
少不要這麼難入睡啊！我每天清早五點就起床去公園做香
功，我還故意走到三個站牌遠的公園，練完香功後，我刻
意走那個大公園 20 圈，可是怎麼晚上還是睡不好？」

王媽媽從睡不好開始，將原來的運動量加倍，每天早
上運動的時間已是原來的兩倍多，但仍然不容易入睡。在
921 大地震之後，王媽媽自覺的睡眠已變得稀薄，不易熟
睡，如今想入睡，起碼還要耗上三小時以上，且入睡後多
夢，易驚醒。加上自覺應早起做運動，睡眠的時數已較過
去少了許多，白天容易疲累，有時原本要去幫忙做義工的
時間，會在家中休息，而這一休息，可能就不小心在沙發
或床上瞇了一下，然後又起來忙家事。常在深夜，還聽得
到王媽媽躺在床上翻來覆去、唉聲嘆氣，連帶一家大小都
受干擾，覺得這樣下去也不是辦法，幫她掛了心理師的

診，覺得這是心病，應該心藥醫。

創傷後症候群

「我原本是一個很獨立自主的人，但這樣睡不著真的不是人能所忍受的，我不知道要怎麼治我的心病，921 大地震已經發生過十年了，我也不知道該怎麼讓這樣的害怕趕快過去？到現在一閉上眼睛，還是會想到那次大地震時的種種斷瓦殘壁、路毀人亡的景象，那些新聞畫面，像把屍體從瓦礫堆裡挖出來、那些失去兒女、家人的痛苦哀嚎，還有自己在那搖來晃去的大樓中，快要嚇死掉的感覺，統統擺脫不掉，我也很痛苦啊！」

創傷後症候群（Post Traumatic Syndrome Disorder; PTSD）是人們在自己經歷，或目睹可能會危及生命的事件後，所殘留下來的不安。之後可能會持續對於特定事件，或人物，持續感到的害怕焦慮，進而影響其生活。常見具有創傷後症候群的患者，會在睡夢中，甚至平時，也會持續沈浸在相同的畫面或情緒中。所以像王媽媽對於921 大地震當時的景象太過震驚，而很難由那麼巨大的恐懼中抽離，常會重複地讓自己經歷當時的痛苦。

　　也許雲淡風輕的人會說，她何必要這麼自討苦吃？自己不要想就好了，但痛苦的情緒如果不讓它走完，就會卡在那兒，深印在腦海，無限迴圈的重溫，除非找到這個痛苦情緒另外的出口，有其他的解決方法，不然這樣不停止的痛苦不是一句放空、不要想就可以解決的。

　　面對王媽媽的創傷症候群，心理師拿出了生理回饋及放鬆技巧來因應。

　　生理回饋（Biofeedback），是一種利用電腦儀器，放大我們生理的訊號，讓個案清楚看到身體所發出訊息的方式，藉以了解我們在面對壓力時的身體反映，然後由專業人員教個案學會一套方法，來讓原本不安的身體得以回歸放鬆的狀態。這套放鬆方法，就是心理師當下拿來因應目前王媽媽睡不好及地震壓力的方法。

　　在王媽媽陳述她的不安時，心理師請王媽媽當下閉上眼睛，想像一下晚上睡不好時的狀態，現在回想時的感受，然後跟著心理師指令做腹式呼吸放鬆，感受在調整呼吸後，身心有何不同？

　　王媽媽很誠實的說：「我以前都不知道什麼叫做放鬆的感覺，這是第一次做，覺得在外人面前做呼吸怪怪的，

而且一想到晚上，就覺得很可怕，不太敢特別去想，所以只有覺得呼吸變慢了，肩膀沒有那麼緊了而已啦。」

「很好，這些感受都很真實，不需要太勉強自己第一次一定就要做很好，而且思緒可以由腦袋裡所想的，轉移妳的注意力到呼吸、到肩膀的放鬆就很好了，記得，至少今天回家晚上要睡時做這放鬆的腹式呼吸時，把注意力放在呼吸上就好了，不一定要想到一定要馬上去除地震的恐懼。」

心理師先是教王媽媽如何使用腹式呼吸放輕鬆的方法，來改善自己的緊繃狀態，之後再結合生理回饋的儀器，讓王媽媽清楚的看到自己做放鬆呼吸之前的心跳、呼吸、血管收縮、皮膚電阻的生理反映狀況；再比較做過放鬆呼吸後同樣的這些生理指標的狀況：是否在控制呼吸速率變慢了之後，心跳也慢了，皮膚電阻也變小，感覺手心比較沒有出汗了，血管的血流量變多些，手感覺到變得更溫暖了。透過這些讓王媽媽真實的感受到放鬆過後，真正體驗放鬆後身體的變化，讓王媽媽學會抓到放鬆的感覺是什麼。

在一次次指導腹式呼吸的放鬆方式後，王媽媽越來越

能自在的運用呼吸調整當下的焦慮，在地震來時的幾秒鐘內，能夠藉由呼吸，讓自己原本會狂飆的情緒，先穩下來，靜觀其變的看地震會持續多久，真的有那麼大嗎？真的有震垮的危險嗎？真的危險到要逃出家門嗎？真的可怕到要通知全社區的人一起逃嗎？

　　慢慢王媽媽發現地震並沒有一直持續那麼久，最多30秒就結束了，王媽媽還自我解嘲說：「以前驚慌大吼大喊衝到一樓時，地震早就停了，只有我還在大呼小叫的。也因為一直在緊張大叫，所以也沒感覺到地震早就停了。」王媽媽也發現最近的地震也不是都像921那麼大，現在住在3樓，搖晃的感覺也沒有當初那麼明顯，能清楚的抓到當下地震時真實的感受，而不是921恐懼之後，所殘留在腦中的害怕。

　　當地震或其他的災難來臨時，我們可能會有許多的想法感受出現，焦慮不安絕對是促發我們身體機能，啟動壓力因應措施的最快的按鈕，這在大災難發生時可以解救我們遠離生命的威脅，但在平時這樣大陣仗的啟動身體所有的資源，是很容易耗竭能量的。所以在靜下心來評估這地震並沒有很大時，焦慮不安的思緒就可以被其他放鬆的思

緒替代，告訴自己又輕鬆的度過一關，又快速的因應過這次的地震，看見自己的呼吸、心跳、流汗、體溫的狀況都很穩定，沒有影響到自己的生活；這也是王媽媽最後可以很成功的因應地震經歷的背後機制。

當地震不再是王媽媽的焦慮來源，睡眠就變得很容易因應了，原來王媽媽就是樂觀又正向，也很願意為了睡好而努力，早起不是問題，運動加量到過頭也不會喊累，白天偷偷眯著睡著也可以克制，這些都是好眠優勢能力，只要調整到合理的範圍即可。王媽媽平時是 7 點起床幫孩子弄早餐，所以將早起時間往後延至 6 點，晚一小時，運動的量就 30 分鐘到一小時即可，不需加量；傍晚時再增加 30 分鐘的運動，讓早晚的運動量可以平衡。下午的午覺不要睡超過 30 分鐘，以及要在下午 3 點鐘前起來。睡前的焦慮，利用自己感受到呼吸頻率的回饋方式，讓自己調整全身的緊繃狀態。當王媽媽抱怨肩頸會痠痛，在腹式呼吸以調節到穩定的頻率後，多增加肩頸肌肉放鬆的暗示，便能促進更深層的放鬆。

後續的追蹤了解，王媽媽的生活有很大的進步，她拉著全社區有空閒的中年人士，一起做腹式呼吸放鬆身體的

緊繃感，也開了小型的睡眠課程，讓社區裡的婆婆媽媽都可以了解怎麼睡可以更快睡，分享她這一路走來如何藉由保健睡眠進而保養身體，減少焦慮擔心。這果然是古道熱腸的王媽媽，由先前擔心大家怎麼防範地震，到現在如何保養健康，可都是她真心誠意的分享交流呢！

　　有許多經歷過生命危脅的人們可能在很長時間後仍會有被這創傷經歷干擾的惡夢存在，這是 PTSD 的症狀之一，針對惡夢，過去有些研究發現可以利用在白天對夢的排演（rehearsal）來將自己一再重複相同情節的惡夢，重新規劃出新的腳本，讓它有一個圓滿的結局。

　　而惡夢的源頭是 PTSD 的創傷經驗，能把對創傷的情緒、感受宣洩出來，讓原來阻塞害怕的情緒得以流暢，讓它成為生命的一則故事，而不再是創傷，這需要與專業的心理治療人員一起共同努力。

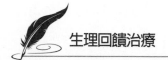

生理回饋治療

「生理回饋」技術被運用的範圍愈來愈廣,不只是讓擔心焦慮的人,了解身體的訊號,有意識的以自己的力量,改變看不見的自律神經反映,也體驗到這樣改變後的主觀放鬆感受。

這項技術另外也被用在醫學復健或注意力缺乏、過動症、情緒困擾、恐慌、恐懼症等臨床症狀上,也有些人應用於改善專注力、強化記憶、強化身體功能等用途,以眼中看不到的生理訊號作爲回饋的技術,是可以廣泛的與許多領域結合。

目前生理回饋在心理治療的運用,仍以臨床心理師爲主,在台灣目前已有許多醫院推出臨床心理師的門診,可不需藉由醫師轉介,也可直接接觸到臨床心理師,或是一些專業心理治療診所也有提供諸如心理衡鑑、心理治療,當然也包括生理回饋治療的服務。

這些由健保給付到自費服務都有,就看你所需要的

治療內容，與你的臨床心理師仔細的討論，便可找出最
適合你的治療模式。

第三章
天黑就擔心，
今晚會不會又是失眠夜

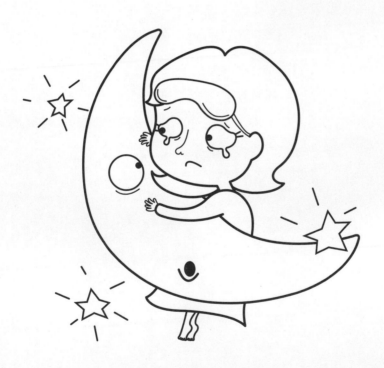

生理時鐘是睡眠很重要的根基，有著自己的運行時程，就算你飛到美國、非洲，一時間生理時鐘還是任性的走它的，但它也很脆弱的，會因為光、外在行為的刺激，就走調了。

　　怎麼讓生理時鐘順著我們的生活運行，給我們滿滿的充沛的精神，而不是拖著我們，在不該睡著的時間疲累嗜睡，這一章要告訴大家，生理時鐘的故事。

人生都黑了一半

　　如果你問我：「辭職專心來治療失眠，好不好？」

　　我的答案是：「不好！」

　　雖然這樣有違心理治療師儘量不給他人直接建議的守則，但在臨床個案中實在看太多人，試過這樣的解決方法，除了治療失眠的成效不彰外，也衍生帶出許多其他的議題，讓失眠的負擔變得更重。

　　黃小姐 29 歲，外表纖細優雅，表示原來的工作做了三年，抱怨每天為了應付老闆的壞脾氣，常常在想是否離職算了，但因為薪水在業界還算不錯，工作的內容也是自己所追求的，再加上不想讓人覺得自己是吃不了苦的草莓族，所以雖常有不想再為這個人工作的念頭，但還是逼著自己每天上班去。就在這工作快三年之際，突然一次的失眠，讓自己陷入痛苦的深淵。

「每天要睡的時候，腦袋好多東西在流竄，一些好久以前的往事，都會在這時候出來，我看了很多助眠的書，知道我並不是因爲特別想一些煩惱的事才失眠的，但這時的腦袋像是特別活躍，自己都控制不了，而且都是些很無關緊要的小事，但畫面一直跑出來，我都快瘋了，我好睏好想睡，可是大腦像是故意不讓我睡一直在轉，我覺得人生最痛苦的事，莫過於失眠了吧。」

「老是睡不好，隔天眞的會撐不下去，好累、全身肌肉痠痛、完全不能思考，別人跟我說話，沒辦法去回應。一上午只能盯著錶，期待趕快午休，讓我可以瞇一下，但眞的到了午休時又睡不著。下午更難撐了，咖啡一直喝，好希望趕快下班，但眞的下了班，精神又來了，硬撐了一整天回到家是有放鬆了些，但洗完澡上床後，並沒有如預期般那麼快睡著。」

「我覺得——」憔悴到妝也遮不住的黃小姐，癱坐在診療椅上，有氣無力的說：「沒有比失眠隔天，還要上班更可怕的了。」

害怕失眠再度來臨，而且情況有愈來愈不可收拾的感覺，黃小姐的不安由睡前準備入眠時開始，演變到下班時

看到天黑了，就開始擔心今天晚上能不能睡？要花多久時間入睡？到底能不能睡著？為了當晚可以好好睡。她每週參加兩次的瑜伽課程，她會在上課中大休息時，不小心睡著了，但回家仍然不是那麼好睡，雖然有比其他沒有上瑜伽的日子好入睡，但還是不滿意。

　　平常下班回家，吃的也是坊間說的助眠食物，也相當養生，吃完晚餐後，黃小姐就開始一連串助眠的行為：泡澡、點精油、躺在床上看書、聽音樂，音樂是坊間號稱可以促進睡眠腦波的療效音樂，聽了之後的確可以感覺得到放鬆些，但她覺得對睡眠沒有什麼幫助。如果有時間、有預算，她也常去按摩店按摩，有時候被師傅按摩後可以好睡，但實在不是每天可以負擔的，另外她不想因此就被制約，只能依賴按摩才能睡，那似乎宣告自己的努力都是白費的，只能靠別人才能睡，這對自己的打擊應該更大。

　　躺在床上做腹式呼吸，是很多朋友及長輩都推薦她可以做的神奇呼吸法，可是黃小姐就是在那兒不停的吸氣、吐氣，越做越有精神，不僅連放鬆的感覺都找不到，還讓自己亢奮了起來。

　　黃小姐覺得自己很努力做了市面上所有助眠書籍所建

議之事，但她的失眠不但沒有起色，反而愈來愈無法掌控；由原本瑜伽、按摩、泡澡後可以好睡一些，到最後就算做完了所有助眠方法後，仍無法得知今晚是否能好睡？她越來越挫折，覺得人生都黑了一半！

開始胡猜擔心，自己會不會得了憂鬱症？還是什麼不治之症？追根究柢想找出原因，想來想去，一定是那一次爲工作中與老闆有一些爭執不下，僵在那兒一兩天，造成一次大失眠後，才會愈來愈嚴重。黃小姐認定是自己是被不太喜歡的這份工作害的，老闆又跟自己八字犯沖，於是她離開了那家公司，休息在家，準備一心一意治療失眠。

黃小姐自從失眠後整個人都變了，家人於心不忍，縱容她要做的所有助眠行爲：浴室由她佔用、廚房有段時間也是她的，只要她有睡意，家中電視不能開太大聲，10點半後大家要噤語，也不能有手機或電話鈴聲作響，她睡前不能找她說話，早上不可以比她早起，若是早起要小心活動不可以出聲、走路更是不許出腳步聲，免得干擾到她淺薄的睡眠、惹她發火。

「每天在家沒事，我就專心休息，希望因爲遠離了職場壓力後可以好睡。我還是繼續做那些助眠的事，可以比

較沒有時間限制的來做，晚一點睡也沒關係，早上也可以賴一下床，不用因為急著上班了嘛。剛開始有好一些，入睡的時間有快一些，但半夜會醒來的狀況還是在，覺得睡眠品質仍然不好。結果我現在是晚上兩三點才有睡意，早上精神不好，就懶懶的不太想動。」

「自己也會擔心，白天這樣精神體力不濟，還能不能回職場去上班？覺得自己越來越沒有競爭力，現在工作機會很不好找，如果日後真的找不到工作，我的一些貸款會不會繳不出來？」聽起來黃小姐不只睡眠的困擾仍在而且辭職在家一段時間後，許多回到職場上的擔心都出來了。

心理師一看黃小姐記錄的睡眠日誌，就知道現在主要的問題出現在哪：「妳的睡眠，現在看起來是晚睡晚起呀！」

黃小姐很快的接話說：「沒辦法啊，我是想要早睡都睡不著啊，晚起是因為想再多睡一點，如果在原來的時間起床，那整天的精神會更糟啊！」

工作對於睡眠的生理時鐘，有穩定的作用

「妳目前的睡眠問題中，有一項是生理時鐘延遲的狀

況，妳休息在家的這段時間，因為想多睡一點，而讓妳身體內在的睡眠時鐘往後延，習慣性的晚起也就讓妳也習慣性的晚睡了。」

　　工作對於睡眠的生理時鐘機制，具有穩定的作用，由於體內這個睡眠生理時鐘，相對於外在環境的 24 小時時鐘，約多出 15 分鐘，所以如果每天缺乏一個固定的起床時間，並且多增加光照來校正這體內的時鐘，提醒它：這是我起床的時間、一天開始的時間，這體內睡眠時鐘很可能會每天往後延遲 15 分鐘。每天如此自然的順延，多天下來可能就會變成日夜顛倒的夜貓子，想早睡也很難了。

　　而工作可以讓人每天固定時間起床，出門上班，當然也因此沿路接收到許多的陽光，或是其他準備出門活動如刷牙、洗臉、吃早餐、買杯咖啡喝……都具有提醒睡眠時鐘的作用，這個時間點，是我一天開始的線索。上班也有固定的用餐、上下班時間，這些規律的作息，都具有穩定身體內各個器官，包括睡眠生理時鐘的作用。所以才會提醒辭職治療失眠首當注意生理時鐘更混亂的問題。

　　「目前解決睡眠困擾的第一步，是先把這兩個月延遲的生理時鐘調整到穩定的狀態。最快速的方法是每天固定

的時間起床，起床後儘快到戶外接受太陽光照，不戴墨
鏡、不戴帽子，讓眼睛可以吸收外面的陽光，但也不要直
視太陽，至少每天有 30 分鐘的時間，就會有效果了。」
心理師針對黃小姐目前的起床時間提出建議：「依妳目前
中午 12 點左右才起床的狀況，每天約提早 15 分鐘即可，
不要一時太急求快，提前太多可能會造成反效果。」調整
多少時間提早起床照光是需配合現今的作息時間，不能急
就章，可能會有反效果，仍建議需與專業臨床心理師討論
才適當。

面對睡眠的態度

「所以這樣還沒解決到我根本的睡眠的問題嗎？還要
先解決我辭職製造出來的新睡眠問題嗎？」黃小姐看起來
因為自己做了這決定而更感到受挫了，心理師趕緊提醒黃
小姐：「遠離我們的壓力源，的確可能解決我們部份睡眠
的問題，但治療失眠，態度更重要。」

睡眠是反映我們生活狀態最敏感的一個機制，當我們
有壓力、煩人的事在心頭繞時，睡眠可能很快就會反映出
入睡困難、睡眠品質不佳等困擾；而它敏感之處也在於你

如何對待它，如果像黃小姐太過努力想呵護它時，睡眠可能也會害怕的不敢出現，因承受不了如此的厚愛關注，只想逃離不出現。所以當黃小姐結束一切煩人工作後專心一意的「對付」失眠時，失眠反而成了最大的壓力，反而更難好睡了。心理學家法蘭克（V. Frankl）曾說過，睡眠是腳邊的鴿子，你愈想抓住它，它卻飛得更遠。也許放下對好眠的執著，很多事就會否極泰來。

通常辭職後產生的新問題，很快地會替代了原來工作中的壓力，沒有工作舞台少了一個可以發揮長才的地方，很容易讓人對自我的能力產生懷疑，也因與外在環境脫節，也難免擔心自己是否還能重回職場，是否還能再找到自己的一片天，這樣自信心突然低落的狀況常常會出現在退休人士、更年期婦女或一些離職要來養病的人身上。

在離開前一份工作的時候，多數人是找足了離開的理由，但卻忘了離開也代表著要進入另一種身份或狀態，自己對於即將面對的生活，其實有時過度樂觀，缺少具體的規劃。具體規劃是要連你幾點鐘起床、幾點鐘吃飯、每天怎麼用錢、怎麼維持與朋友的互動、每天睜開眼睛要做些什麼，如此的鉅細靡遺，不然養身體的美意，或屆齡不得

不退休，可能會因每天時間變多了，而讓自己手足無措。人是群聚動物，過度的自由反而讓我們感到不自由，沒有規範可循的生活，反而讓原本的規律亂了譜，睡眠的生理時鐘就是如此；另外自我專業工作表現，也是要在常規社會之下才顯得不同，具有其價值。

在治療後期，黃小姐由面對失眠的歷程中看到自己面對問題的習慣，看到自己如何被自己錯誤認知所困住，似乎都太單一的認定事情只有一種原因，一種解決方式，在治療過程中看到原來看事情的角度可以很多元，解決的方法不是只有一種，當自己看到選擇可以很多時，態度就寬容多了，姿態也放鬆了，整個人又回到優雅的狀態。

如果你現在也是正困在工作的壓力中，正在思考是否要離職，站在心理師立場，還是要強調：任何的決定絕對是因人而異，沒有標準答案。本著每個人都有其生活脈絡及狀態，不是絕對不能離職；而是對於留在工作中，或離職的優缺點都已清楚分析過，也對於離職之後的生活可明確勾勒出來，那做何決定，你一定會比心理師更清楚。

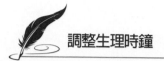

調整生理時鐘

　　身體內具有多種生理時鐘，睡眠的生理時鐘是其中一項主要大時鐘，告知身體何時是白天，何時是夜晚，而其他器官的小時鐘，就依著這個大時鐘在調節自己的作息。

　　早上醒來，胃的時鐘就會提醒我們餓了需要進食，晚上入睡後幾小時，我們的肝就進行代謝或排毒，還包括其他許多內分泌、賀爾蒙也有其分泌的時間點。但這些體內小時鐘，看不到外面的時間，需由睡眠生理時鐘定下這些身體的運作時間，讓身體內部得以規律的相互配合。

　　調整生理時鐘，需與當時的睡眠生理時鐘曲線配合，需避免褪黑激素分泌最高點的那個時間點之前照到光，因為延遲睡眠生理時鐘者，這個時間點相對較晚，可能會是平時上班起床的時間。所以不建議馬上就像平常那麼早起床，至於每天要提前多久？與每個個案的生

理時鐘有關，這需與專業的睡眠臨床心理師討論，切勿
過於激進。

我想在晚上 12 點前睡著

「我想在晚上 12 點前睡著，但我用了很多辦法，試了好久，就是不行，所以我只好來看門診。」

小瞿是一位電腦工程師，從畢業就在這家公司，工作是自己覺得還滿喜歡的，也想不出可以跳槽去換做些什麼別的。自述生活與一般的工程師差不多，每天上班工作下班就是回家睡覺，機械化的規律，讓他也沒什麼太煩惱的事。

但最近最大的煩惱，就是爲什麼睡不著了？原本非常好睡的他，在一次與同事之間小小的爭執出現後，失眠了。那一天氣惱，的確讓小瞿晚睡了幾個小時，心中不斷的重複著要對同事說的話，不斷的重複要如何解釋自己堅持的理由，而這個爭執，也在幾天後，雖不盡如他意、但也算是圓滿的解決了。

　　事情過了，小瞿自己心中也不太在意，與那同事共事的狀況，也沒有什麼太大的差異，但失眠就這麼開始跟著他。小瞿覺得這實在太誇張了，所以也不好去跟別人說，只能私下不斷努力，試圖改善自己的睡眠障礙。

　　由於小瞿上的班是彈性工時，所以心想：「既然晚上不好睡，不如早上就晚點去上班吧！」原本要求自己早上9點上班，但現在失眠後，何不往後延一小時，10點再上班好了。但小瞿發現晚去上班之後，晚上睡不著覺這事變更嚴重了。小瞿東想西想怎麼辦？發現自己很少運動，一定是白天身體不夠累，晚上才會睡不著，所以不僅週末假日增加爬山、跑步，而且在晚上下班回家有時間，就再去樓下公園跑5圈；如果沒有時間，就在家做仰臥起坐或伏地挺身100下。

　　可是這樣的效果好像也只有在週末會好一點，而那好一點，也不到自己目標的12點可以入睡，小瞿實在想不出還有什麼原因要改善的？只好求助醫師的藥物治療。門診醫師覺得小瞿太大驚小怪了：「不過才晚一點點睡，為什麼會這麼不能接受？」醫師在小瞿苦苦哀求堅持下，開了劑量較小的安眠藥。在服藥後，小瞿真的可以在他的目

標 12 點前入睡了。小瞿非常確實的聽從醫囑，每天一顆，但半年後，發現自己如果不用藥，根本無法睡了。

那次只想試試自己不吃藥好不好睡，沒想到不僅原來入睡需花費一小時左右的狀況仍然在，而且是持續無法睡，一直撐到 3 點，心想：「不行了，明天工作怎麼辦？超過 12 點睡已經很糟了，如果整晚不能睡明天會沒有精神。」於是趕快爬起床吞顆藥。糟糕的是，安眠藥卻沒有以前那麼快有效果，小瞿翻來覆去又花了半個多小時才睡著，這下讓他擔心極了。

當安眠藥沒效的焦慮

「我一直以來希望可以靠自己的力量，來改善自己的失眠，這樣的努力沒效，才會想試試藥物，可是當我接受安眠藥後，竟然發現不用藥，是會完全睡不著的，這太可怕了！現在我每天被這事嚇得更不好睡了，每晚睡前手拿著藥，膽顫心驚的怕自己依賴安眠藥成癮了。」

當失眠症患者。服用藥物協助入睡一段時間後，身體習慣有藥物來協助進入睡眠階段，就好比身體只要花費 50% 的力量，加上藥物的 50%，就可以有全然順利的入

眠。但突然避開原先協助的藥物時，身體因一時頓失依靠，而可能出現比原先失眠的狀況更嚴重的失眠。這種睡眠醫學界會稱之為反彈性失眠（rebound insomnia）。瞿先生就是這樣的讓自己陷入更大的焦慮，產生許多沒藥不能睡，或藥已失去藥力的憂心。所以，並不是當你用藥已用一段時間，覺得自己已經可以睡得很好了，就可突然擅自減藥或不用藥，這是需要再回去與開藥的醫師討論目前的睡眠情況，在以減藥為前提下，請醫師或臨床心理師來協助個案慢慢減少依賴藥物，讓睡眠恢復成自然而然的入睡。

　　小瞿還是繼續看診，要求醫師開原來劑量的藥物，因為他認為在若是在病歷上註記安眠藥加量了，是另一個令他非常不安的記錄。小瞿一直希望自己睡眠狀況沒有變差，醫師只是幫他開藥的人，就像同事沒有一個人知道自己失眠一樣，一切表面上都維持很好。

　　「針對我這樣的狀況，你有什麼辦法？」找上睡眠心理師，小瞿問得很開門見山。

　　睡眠的認知行為治療有時候會被外界視為清楚、明白、教條式的治療方式，但它仍是心理治療中的一個專業

治療，要給小瞿的建議，顯然需要經過包裝，植入更彈性的心理治療技巧。

「從你的要求來看，希望 12 點前睡是你最終目標，但在達成這個目標前，有幾個小目標必須先達成：一個是睡眠生理時鐘的調整，二是生活作息的改變，三是對藥物沒效的擔心。」心理師先將治療目標轉成幾個較易達成的小目標，以期待達成最後的大目標。

「這些目標的治療方式是相輔相成的，例如，先請你恢復九點到辦公室的時間起床，而且在這起床時間多接觸光照。不建議在入睡前 3-4 小時有激烈的運動，原來的伏地挺身、跑步，就不太建議在這時候進行。這些激烈的運動，容易讓你的清醒系統在入睡時反而較亢奮，對於入睡會造成干擾。一般來說，運動是可以幫助夜間深度睡眠比率提升，所以建議可以提早做。」

生活作息改變，是有助於生理時鐘的調整；而這樣的做法，有助於失眠患者在現有藥物協助下，更快入睡。像小瞿這樣堅持 12 點前睡的執著，可能在許多人的眼中，是較個人式甚至無謂的堅持，他因為這樣的堅持，反而讓自己受失眠所苦，看起來實在有些不合理，但焦慮擔心是

很個人的，對某人而言的焦慮，可能放在另一個人身上，便顯得無關緊要，但這樣的焦慮就是扎扎實實的烙印在當事人的心中，所以「同理」小瞿的堅持與痛苦，是治療過程中很重要的一環。

小瞿很認真的在執行，但可能太認真了，顯得彈性較少，早上起床時間定得很早，希望可以因此早一些入睡，所以將與心理師協商的起床時間再提早一些，早上的光照也很充份，但竟然直視太陽（雖然他自述不能直視太久，所以就偶爾看看太陽，但這仍是不建議的！），也完全沒有防晒，在做治療的夏天，很明顯上次與這次的瞿先生判若兩人的黝黑。晚上睡眠時間仍是 11 點半前準備躺床，所以精確的 7 點半後絕不激烈運動，但因為自己下班時間也差不多在這時候，所以就很難調度運動的時間，為此相當苦惱，但正向的是，入睡有比較好些，可以在 12 點前就睡著了。

太陽光對於睡眠的生理時鐘影響性是很大的，相對於其他日常生活作息如刷牙洗臉、吃飯、喝咖啡，可能更能影響生理時鐘的規律性。小瞿相當嚴謹的在執行這一項，所以當他設定較早的起床時間加上「強烈的」太陽光照，

在入睡的時間點上因此提前較早，又加上藥物輔助讓他的
入睡似乎看起來相當順利。

　　「這樣就可以了嗎？我不需要勤加運動了，是嗎？」
小瞿顯然是相當目標導向解決問題者，只要問題被解決
了，就想迅速排除其他輔助方法。常有個案會在短期目標
達成後欣喜之下，而忘了自己曾經在這經歷中承受多大的
苦痛，心理師就要常常要抓住個案來做治療的初衷加以提
醒：「你最後的目標，是可以靠自己的力量好好入睡，一
覺到天亮，目前只能說，你的入睡狀況在藥物的配合下，
可以輕鬆入睡，距離自然好睡的目標更近了，但還未完
成，須再維持一些方法……」小瞿因為下班時間與預計睡
眠時間僅相隔3小時，常常沒有時間可以從事運動，在心
理師建議睡前可做些緩和運動及週末較多的運動後，較可
接受這樣運動量的安排。

　　瞿先生將最近睡得相當完美的睡眠日誌，帶到醫師診
間，請醫師來幫他決定，是不是仍然需一顆安眠藥物的
量？有沒有可能減半？或不用吃藥了？

　　「醫師告訴我這個你自己可以自行決定，但還是有開
半顆的藥給我，我改吃半顆也可以很快睡著，那我到底該

不該停藥了呀？」

　　「如果你可以自己睡著了，當然 OK，只是你太習慣吃藥後安然好睡，所以害怕不吃藥會變成什麼樣，你強烈需要掌控，害怕失去控制的感覺，害怕未來有所變動。」小瞿沈默了好一會兒：「好的，我知道了，我在想，如果我一直都不願意嘗試，我會懷疑自己是不是故意的？我試試看好了。」

　　在治療好一段時間後，個案終於說出這真會讓許多心理師流下淚來的一句話，而且說得很真切。心理治療就像一般的互動，當因這一段關係得到力量，而這關係是有目標性的，會結束時，有時候人難免會想，晚一點達成目標，讓這段關係再繼續也不錯，還好小瞿在心理師存疑，但未說破的這一刻，自行跨出了這一步。

　　當然小瞿的嘗試還是花了一段時間去面對睡前焦慮，再拿回先前被他打回票的許多助眠方法，腹式呼吸、矛盾意向法或是冥想及寫煩惱記事本，他原先覺得很蠢，或被他嫌很難的方法，在心態改變後，都有些許的功效出來了。但最終的結果仍是正向的。他總算能不需要做任何準備就可以在 12 點前安然入睡，而且真的是一覺到天亮。

而瞿先生也很快的結束治療，一如他做事明確，要求清楚的態度一般，目標清楚的來，得到清楚結果的離開。

小瞿看似有些「宅」的生活態度，在做治療時總會出其不意的出現很「不宅」的反思，這是讓心理師常會感動心理治療影響性的地方。其實小瞿的睡眠會很快回來的因素，除了他面對了不吃藥後的不確定感外，其實有一個很重要的是，他開了一扇窗，一扇人際關係的窗，讓許多外在人與人不確定的關係進入他的世界裡，這是很大的挑戰，他正在小心淺嚐人際關互動的甜美滋味，讓自己的世界更擴大。

也許宅男的內心世界，也跟大家一樣，很敏感，對人際關係很在乎，也有被尊重、支持、關照的需求，而他們會以特別的方式，呈現出他們的回應，而跟他們轉到同一頻道的人，就能接受且心領神會。

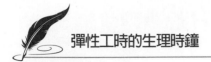

彈性工時的生理時鐘

　　許多工程師因工作狀況，睡眠與工作成了生活僅有的兩件大事，但也常相互影響。太晚上班所以晚下班的狀況，生理時鐘容易晚睡晚起，加上有時趕進度，加班不睡的狀況也是常有之事，所以他們的作息是讓許多專業睡眠人士很頭痛的一環。

　　其實只要定好起床時間，及不拖延入睡時間，做好時間管理，他們的睡眠時間可以被自己掌控得很好，但最大的敵人是他們求好心切、執著放不下的特質又會拉他們回去工作的世界裡。

　　在面對工程師這一族群時，反而覺得他們是非常尊重專業，遵從醫囑極佳的一群，認真、負責、不拖延，不拉扯，心理師說得有理，他們就做得確實（因為認知行為治療，能將睡眠機制說得條條分明，邏輯相通）。大部份有這樣特質的個案，有時不到 3 個月即可完成治療，而失眠解決後的復發性也較低。

睡眠心理師治療痘痘

　　22 歲的小吳，高職唸了三間才畢業，去年剛從軍中停役，現在每天在家。因爲他覺得自己有憂鬱症，每天要吃很多藥，所以很難出外找工作，媽媽心急如焚，希望他病快點好，能快點出去做事，或是再回去唸書是最好。這次前來心理師這兒看診，主要是小吳自己提出：「我覺得雖然得了憂鬱症，但不應該還一直長痘痘啊，我想，睡眠能不能再好一些？也許睡好了，痘痘也會少長些。」

　　雖然心理師的治療項目，沒有「治療痘痘」這一項，但這個困擾，倒也眞的常常出現在求診的訴求之中，睡眠與皮膚的關係，每個人都有自己深刻的經驗，絕對不會否認好眠也會帶來好膚質；但皮膚不好，絕不會只有睡眠的問題啊。

　　小吳對於自己因爲這個痘痘因素，而前來求診有些不

太好意思，但也無奈的表示：「我以前不會這樣一直長痘痘，是停役在家這段時間開始才長得比較多，我睡眠的藥也有一直加了，可是還是睡不好，怎麼樣可以不要吃藥也可以好睡啊……」小吳留著長長的瀏海，想用很有型的髮型試圖修飾自己長了痘痘的臉龐。

　　「你痘痘的情形還好啊，為什麼這麼困擾呢？如果你這麼在乎，你也許應該看皮膚科，也許會治療得更快些。」心理師很直接的回應小吳的看診需求，希望可以給予他更快解決問題的方向。

　　「我有去皮膚科看過啊，但都是開藥、擦藥，我都有做啊，但還是沒有比較好，皮膚科醫師就說，我的作息太亂了，叫我好好睡覺，我也覺得我有努力要好好睡啊，但我就是睡不著啊，就算睡著了，也睡不安穩。」小吳的口氣，像是所有人都在責怪他作息不正常似的。

　　小吳將他目前在使用的藥物清單拿出來：「這是從軍中停役時，就在吃的藥，已經吃了一年吧，可是睡眠還是不好。」

　　這清單著實嚇了心理師一跳啊，這樣的藥量應該可以讓瘦小的小吳睡上好幾夜的好眠，怎麼會還抱怨睡不好

呢？

「請問你都有照實吃藥嗎？有沒有一停役，你就不好好吃藥了？」心理師對於這樣的藥量，仍會被小吳抱怨睡不好，實在很難理解其中的道理。

「我都有照實吃啊，有時候玩得比較晚回來，還是都照吃，可是不一定會睡比較久，有時候晚吃還是不會快睡，而且還是那個時間起來。我也不知道爲什麼會這樣，是不是藥效不夠了？我之前若跟醫師說睡不好，他就會幫我加藥或換藥，之後，有時候會有一兩天的功效，但很快又會恢復到原來的狀況。」

如果確實照著醫囑吃藥，仍睡不好，實在令人費解啊，只好請小吳說清楚他到底是怎麼個睡法，爲什麼覺得睡不好？皮膚的關係，小吳自己又是怎麼看的？

「每天晚上，我都很努力的想早睡，我媽是希望我10點睡，所以就會催著我趕快洗澡，睡前提醒我吃藥，有時我覺得比較沒效的那一兩顆，就不吃。但是吃了有時候也不太容易睡著，我就會起來看電視，有時候偷打電腦。我媽說打電腦會睡不著，可是有時候打累了，就很好睡，我常常都要耗到12點多才會睡著，然後都覺得睡得

不實在，睡得不深，會一直在作夢。」

　　「等到了天快亮了，才覺得比較好睡，所以我都嘛睡到中午 12 點才起床，這個時間之前，我是起不來的，覺得沒有睡夠。大部份白天雖然我是醒著的，很昏沈，精神很不好，所以就在家裡休息。有時候這時候才吃早午餐，然後，出去找朋友聊天……我媽總叫我早一點回來，不要跟人家出去夜店玩，這樣會更不好睡，對身體不好，所以我一個禮拜只去夜店一兩天，不會常常去。」

　　面對小吳的作息，任何一個開藥的醫師，都會先勸他先調整好作息，不然再多的藥物也很難對於有睡眠深度需求的小吳有所作用。

　　「聽起來，你一整天都想睡，真的跟你不正常的作息有關，因為你一整天也幾乎都在休息中昏昏沉沉，晚上自然很難好睡。因為你把晚上的睡眠趨力，在白天都用掉了，加上生理時鐘不規律，整體的睡眠型態都不太好。」

　　至於為什麼覺得是睡不好，才讓自己容易長痘痘，而不是其他的因素？心理師很想知道小吳由睡眠治療，來期待改善痘痘的原因。

　　「因為所有人，包括醫生，都覺得我應該先改善我的

睡眠（心理師覺得他們指的應該是作息），媽媽也覺得如
果我睡好一點（心理師覺得應該是指睡規律一點），也許
我吃了那麼多的睡眠的藥會有效果，想來想去只好找睡眠
心理師，看看有沒有什麼方法可以不吃藥，也可以睡得
好。」

治療的態度影響治療結果

很多人來看睡眠臨床心理師時，會有死馬當作活馬醫
的心態：覺得睡眠問題，已經在許多的自助助眠方式，或
醫生治療那兒繞了一圈，都試過了所有方法後，仍然沒有
效果，來心理師這兒，是最後一個方法了，希望會有奇蹟
出現。有時也會覺得，反正多試一下心理師治療，也沒差
了，就給你試試吧。

治療的態度會影響你的治療結果，當視所有治療方式
都一樣，期待眼前這位睡眠心理師，能搬出很大塊的牛肉
來餵養自己，或能使出多麼神奇的奇蹟，而自己仍是被動
的配合時，那所有的治療結果，可能最後效果都一樣，沒
有太長久的效益。但如果能化被動為主動積極參與，不只
是治療師提供建議方法，個案自己也試著努力在這些方法

中調適、嘗試、或再創造，那麼這個失眠治療方式，就是
專屬於你自己的治療，就能更快找到自己的療癒之路。而
失眠的認知行為治療，就是試圖與個案去建立每個人自己
的治療方式。

　　面對心理治療動機較少的個案，必須先能促發他參與
的動機，還好小吳來求診的目標相當清楚，一直扣著他的
這個目標，小吳對於建議的遵從性就會較高。「我們先試
著早一點點起床，然後起床後要去晒晒太陽，最好在晒太
陽的過程中再做點運動。」這一連串的動作，都是完全違
反小吳的生活原則，但也是最重要的治療方法，因此會有
所阻抗是必然的。

　　「不需要很早起床，也請不要太早起床，這樣反而有
反效果，大概早個半小時起床就可以了，這樣請先維持三
天，之後再慢慢每天提早個 15 分鐘就好了，不要太快做
改變。」當講到「請不要太早起床」時，看到小吳的眼睛
為之一亮，似乎過去所有人都叫他要早起都太不切實際，
而面前的這個心理師說的早起，好像比較「合理」。這部
份健議的早起，是小吳做得到的，也是他最高可配合的程
度，再早，他真的沒有辦法了。否則會像他對所有人的回

應一樣，口頭上說好，但實際起床的時間往往都一樣。

　　「運動也不用太辛苦，過去很少運動，一開始試著從走路開始，不要太急，呷緊會弄破碗，先由走 20 分鐘開始，希望下週可以進步到 30 分鐘——」小吳由剛才的點頭，轉為皺眉頭：「走路好無聊，可以有其他的運動取代嗎？ 20 分鐘哦？可以在跑步機上走嗎，這樣還可以一邊看電視。」

　　運動有時候真的要耐得住性子，恆定持續的維持一段時間，期望時間久了，讓身體變為一種習慣，養成不運動不行的好習慣。面對很少運動者，建議試著由小小的行動實驗開始，只要願意踏出一步，就很值得鼓勵，由 10 分鐘，到 30 分鐘，由早上一次，再增加傍晚一次，由走一走到快步跑，慢慢讓少運動的人，體驗到運動的樂趣及收穫。運動不只是對睡眠的恆定系統的睡眠趨力有明顯的助益，也對我們的身體、心靈健康絕對是加分，所以不為小吳的睡眠困擾，也希望小吳經由戶外的運動可以得到身心靈的平衡。

　　「晒太陽，我真的無法妥協啦，很刺眼耶，你都不懂我們這些見不得陽光的人痛苦，會一直流眼淚，不然我戴

太陽眼鏡，戴帽子可以嗎？」

「戴太陽眼鏡，戴帽子都不是太適合的方式。」心理師一本正經：「陽光要影響我們腦中的生理時鐘，是要透過眼睛來吸收，所以不能用帽子、太陽眼鏡把光遮住了，但也不必用眼睛直視太陽，只要去有陽光的地方走走，至少走個30分鐘就好，要不然先去行人道樹蔭下走走都好，等你比較適應後，再去有陽光直接照到的地方走一走。」

「心理師，我覺得我的體力比較好了……以前我去玩跳舞機，一首歌都跳不完，喘得要死，現在我可以連跳兩首歌耶，連我的朋友都說我變厲害了……」小吳用自己熟悉的方式來衡量自己的體力改變了。看到小吳在朋友面前表現好，受到讚揚的表情，也許朋友也是他很重視的一環。心理師回應：「真是太好了，那如果可以用跳舞機來當運動練習，也是不錯，讓你可以同時聽音樂、跳舞又可以運動。」小吳的眼神又亮了起來。

「心理師，那我也讓你開心一點，我的睡眠有好一些，那個醫師有幫我減藥到剩兩種藥，目前也覺得睡眠品質有比較好一點，真的有做你這個跳舞機的一舉兩得，睡得有差耶！」小吳像個孩子來告訴治療者，使用你的方法

有效，來讓你也一同分享這努力過程的成就感。

小吳找到了一個兼職餐廳工作，到了假日就必須更早起準備更多人潮的店務，這是必須配合的上班時制，不能不上假日班，但他自己卻很猶豫。心理師暗自在內心開心著，覺得可以有一份讓小吳早上起床做事的工作對於改善作息是很好的活動，很希望他能接下來。

「假日是早上 10 點上班耶，那我就要 9 點前起床耶，我覺得現在 10 點起床差不多啊，白天也不會昏沈嗜睡，可是到了週末要這麼早起，我不知道我可不可以？」小吳有些憂慮。

「就把週末當成熬夜一般，你只要熬兩天就可以，平時你還是可以睡到自然醒，而且其實你只少睡一小時，依你現在 1 點睡，10 點起來，也有九個小時，這對你來說是睡得相當飽的，在假日偶爾睡 8 個小時，這對一般大眾來說，也算是多的，現在上班工作的人，可能常常都睡不到 7 小時。」

小吳接下工作，而且表現得還不錯，這對於初出社會的小吳是不小的鼓勵。小吳認真的回顧自己做失眠認知行為治療的過程，覺得痘痘確實少很多，雖然還沒完全消

失，但感觸最深刻的，是自己白天昏沈感不見了，睡眠能
睡得深及夢變少的改變，覺得吃藥後的睡眠，與後來自己
努力得來的睡眠，真的很不一樣。

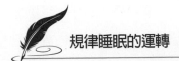

規律睡眠的運轉

　　痘痘變少，不只是因睡眠改善，小吳也自己下了許多保養的功夫，爲了保養到位，也很努力跟著皮膚的生理時鐘在走，何時擦保養品，何時睡美容覺，他都努力地遵循。

　　爲何睡眠生理時鐘對於小吳皮膚改善有所助益，一方面是作息的調整，規律了身體裡最大的時鐘，讓身體裡許多器官的小時鐘得以遵循這個睡醒大時鐘，知道何時是白天、何時是晚上，要讓身體的內分泌在適當的時間作用，不會亂了譜。例如胃在早上起床時會知道這時是早上要提醒我們餓了要吃早餐，過了一段時間來到中午提醒我們吃午餐，到了晚餐時間又會再度提醒我們；肝也是，皮膚也是，都有自己的小時鐘在走，但何時是白天，何時是夜晚，則要靠這個睡眠大時鐘規律運轉才能定錨。

　　當然，另一方面助眠活動中的運動，也能增加身體

的代謝，讓小吳的身體得以健康的運轉，自然對於膚質的改善也是有所助益，所以運動好處多多，早一點投資健康，就要早一點養成運動好習慣。

憂鬱與失眠共病

　　張小姐是一家傳統本土公司的會計，從畢業就在這兒工作一路當上了主管，平時樂於參與公司的活動，許多員工旅遊、社團活動，自己都相當熱情參與，而自述最開心的是去練了排舞，覺得原本就喜愛日本文化的她，學了這個後，更了解日本的精神。

　　去年年中，父親因病去世，在父親生病的這幾年，張小姐當盡心在照顧，父親的病拖了好幾年，也許走了，對他來說也是一種解脫，張小姐自述心情並不會太過於難過不捨。就在辦完父親的喪事後，母親也病了，被診斷出癌症末期，這時家人都很自責，覺得母親時常抱怨氣管不好，常咳嗽，只是大家都把注意力放在父親身上，加上母親已是長年咳，要她看醫生，她總說：「沒關係，咳一下子就過去。」在不以爲意後，張小姐自責這麼不在意，更

頻繁的去探望母親。

　　去年年底，自己的好友們接二連三也出現了許多人掛病號，更年期的失眠問題，或是癌症的初期發現，這些讓張小姐覺得不只是老人家身體要照顧，自己同年齡的朋友也在面臨相同的生病危機。張小姐去做全身身體健康檢查，其中有些數據不太好，但醫師只說須調整飲食，吃少量的藥物即可保養，並未形成什麼太過嚴重的疾病。但張小姐就常執著於這些健檢數據是否正常。

　　在發生這些事之前，張小姐都不知道什麼叫做睡不著，但事情一件件緊接著來，實在讓她無法招架，失眠成了最後一擊，宣告張小姐對自己真的是無能為力了。

　　「我們家家族本來就有遺傳性的高血壓，我父親高血壓的藥吃了二三十年，醫生也說他就是因為高血壓，才會讓後來的疾病更不好醫，所以我想我應該早一點把我的血壓控制在正常範圍內。醫師開給我的血壓的藥我都有認真吃，我腎功能指數較差，除了改善飲食，我還去吃了保健食品，雖然醫師說沒關係，但我想我還是得調整調整，比較安心。」

當憂鬱找上失眠

「我是不知道為什麼？我的心情很差，很容易在工作上一點小事就生氣，我知道身為主管不應該這樣動不動就生氣，但就是很難控制，我也知道應該努力維持我原有的活動，但人家找我參加，我就是提不起勁，去了也覺不好玩，容易覺得累，常常就待在遊覽車上，不太想下車。原來的一些下班活動，也都覺得勉強去實在太累，一個一個停掉了，只有排舞還有儘量去，但實在也很沒力，最近我很想停下來。」張小姐看起像是憂鬱了。

「我知道我不對勁了，我想我可能被這些人生病所影響，也可能被我那不太好的檢查報告所影響，但我也努力想要好起來，我知道應該繼續活動、繼續運動……但好累哦，我什麼都不想做。看我爸最後吃那麼多藥，實在很不想吃藥，所以我努力在網路上搜尋，找任何可以治療我這樣情況的方法，但覺得沒什麼效，他們都跟我說，要花一些時間，還要多加幾次治療，我都努力去做了，有時候還好幾樣同時在做，但覺得改善有限。人生這麼累，你看我爸老了，還不是兩腳一伸，什麼也帶不走；我媽抵擋不了

癌症的折磨，我那些同年齡的好朋友，不也是正在步入這個後塵，我找不出繼續活下去的理由……如果沒有我先生，我實在一個人走不下去，雖然有時候他還是不得不去應酬，我必須一個人在家，我也不愛看電視，不愛開燈，一個人坐在那兒，只會一直哭、一直哭……」

　　自殺一向是治療人員在面臨憂鬱症最擔心的症狀，還好張小姐的家庭支持力量很大，先生無微不至的陪伴，還有孩子遠距離的電話關心，是目前張小姐在面臨這憂鬱情緒困擾最大的力量。面臨憂鬱症，有時候一個人的孤軍奮戰力量實在太微薄，很需要家人的支持了解，朋友的關懷及社會大眾對這疾病患者的體諒及接受。雖然有時候憂鬱的心情太強勢，有人關懷也想往外推，但不間斷的關懷與支持，就會讓憂鬱症患者了解這外面世界的愛與關懷是不會消失，而自己也不要先棄械投降，不放棄就有希望。

　　「憂鬱的心情我還可以努力撐住，但失眠真的不是我能控制，我可以把上班下班的生活填滿一些治療，一些活動，請人陪我一起做。可是當我入睡要花一兩個小時，然後天矇矇亮，四五點醒起來，沒法兒再睡，我覺得睡不著讓我產生更多的擔心，然後東想西想得更多，失眠太可怕

了。」

　　憂鬱症會影響睡眠是眾所皆知，而睡眠也會影響憂鬱情緒，所以不論先治療何者，兩者都可能有相輔相成的效果，過去的醫學研究中，會將失眠視爲憂鬱症的症狀之一，但在 2005 年，美國睡眠醫學會的專家共識會議中，即決議將憂鬱症與失眠，視兩者爲會相互共病出現的疾病，所以不是所有的失眠，都應該以憂鬱症的角度來治療，失眠也不應只視爲憂鬱症的症狀。即使如此，在現實狀況中在我許多的個案身上仍會看到，在他們以失眠因素去看醫生，拿到藥袋上寫著憂鬱症用藥，會以爲自己得了憂鬱症，跟張小姐不同的是，他們被憂鬱症這診斷嚇得更害怕。

　　站在心理師立場，一方面試著調整看起來像是生理時鐘失調的睡眠狀況，另一方面試著請張小姐與醫師配合用一些藥，讓自己的情緒可以輕鬆的控制，不需要太「用力」的勉強自己與憂鬱情緒對抗。張小姐也試過找醫師開藥吃，但都不太順利，這次她拿著由第二間診所得到的藥，詢問心理師，這藥是否可行。

　　「藥是用來治病的，不是邊吃藥，還要把焦慮也吃下

去，如此藥物的效果也會打折，還增加一些無謂的擔心焦慮。既然決定要吃藥，就要相信醫師，相信這個藥，如此效果才會快一些顯現，這不是原本期待吃藥的目的嗎？」

　　張小姐這次用藥的過程就較順利但還是有些疑慮，所以難免把一些藥物的作用，過度誇大而擔心起來，例如初期吃藥的昏沈感，讓她覺得很可怕，之後同樣藥量沒了昏沈感，也讓她覺得自己是不是習慣了？沒藥不行了？這些都是期待不吃藥病人的共同特性，相信用藥只是暫時的協助我們度過最不舒服這段時間的信念下，就比較可以接受這些病程的變化。還好在心理師的陪伴下，調整張小姐的生活作息改善睡眠，一方面陪伴她走過吃藥的掙扎，也試圖以認知行為治療的方式，改善張小姐憂鬱之後的負向思考。

　　回診時，張小姐顯然在跟某個症狀生氣，跟它對抗，而仍舊沒有贏：「我每天早起去晒太陽，真的覺得可以比較早睡，入睡可以比較沒問題，但心情就覺得很不甘願，我明明可以7點再起床上班，為什麼我5點就睡不著？還要6點就爬起來運動晒太陽？運動我是不排斥，但早起這件事，讓我覺得我仍舊是輸家，我很不甘願！」

　　「經過了這憂鬱的折磨後，我們了解原來情緒可以這麼差，睡眠可能這麼糟，現在可以在自己想睡的時間睡，然後從 4 點醒，進步到 5 點半才醒來，不也是一件很棒的進步，也許就是要這樣經過失去的過程，才了解少睡 1 小時的狀態其實沒有這麼糟。」心理師試著請張小姐看到自己的進步，歡喜的珍惜進步的那一部份，不要將所有一切都視為理所當然。

　　凡事一體有兩面，看你怎麼去看待這件事，當選擇了正向那一面，後續的路自然走向光明面，可開心一整天，但如果在選擇的十字路口，自己選擇了負向的那一面，很容易就讓自己走進死胡同裡，愈鑽愈深，愈想愈負面。心情是你自己的選擇，不要以為所有心理師生來就會向正面看，這也是訓練出來的，心理師可以，你當然也可以。

　　另外生理時鐘自然會隨著年齡變化，以 48 歲的張小姐來說，當我們年齡開始漸增，生理時鐘也會有所變化，原本晚睡晚起的睡眠型態，開始會有些早睡早起。年紀到了，有時候很早就想睡了，如果真的這麼早就去睡了，有可能讓人太早醒來，而早醒原本會是憂鬱的症狀之一，所以如果憂鬱情緒改善了，持續下去可能張小姐的生理時

鐘，也被調整成較早睡早起型了。

是情緒糟，不是我很糟

「你說的選擇正向想法去想事情，我都很努力在做，但那種負面想法，又不是我故意去想的，它就真的會自動跑出來。我是不是很糟，都好不起來，自己也會很生氣，為什麼又落入這樣的情緒中了。」張小姐的情緒有時還是會落入憂鬱，自己也忍不住和自己生氣起來。

生氣、苦惱、覺得自己不好，這些在我們沒有憂鬱症時也會有的情緒起伏，請試著接受情緒有時候就會是有所波動的，接受那是情緒，不是你自己這個人，試著隔一點距離來看看這情緒的起伏，不要被情緒捲入。我們可以想像情緒像是個孩子，需要我們好好安撫，接受現在就是有這情緒出現，就較能接受它的改變，也較不會失去控制。情緒不只是你的選擇，也是屬於自己的一部份，而非全部，能適時由情緒、想法、感覺抽離出來，客觀的體驗、分析這些感受，就可以讓自己的生活再穩定一些，而不隨情緒起舞。但這些都很需要努力訓練，旁人不是簡單的一句：「希望你能好自為之。」就會一蹴可幾，家人、朋友

的陪伴支持，是他們能繼續努力的能量。

　　憂鬱症是 21 世紀頭號疾病，很多人可能經歷過或正在面對，若在有專家從旁協助，你可以不用走得那麼辛苦。可能專家的一句話，自己要花好幾個月去摸索，治療憂鬱症的心理治療有許多不同治療學派，會使用不同的技巧，也許有些人會覺得，心理治療的花費可能較高，但心理治療是較能給予患者較長效的治療效果，這樣的投資還算是值得，可以協助患者找到過去生病的原因，共同建立起不再復發的預防方法，其實也是改變自己的人生，往好的走向前行。

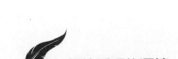

規律睡眠的運轉

心理師的心理治療，並沒有將藥物排斥在外！

許多疾病的治療是需要藥物與心理治療相輔相成的，像張小姐有了藥物的協助，她可以不必那麼用力與負向情緒對抗，可以較有力氣去改變自己的想法，執行生活作息的常規。

而心理治療對於負向認知所引發的憂鬱情緒，較有長期的療效，像張小姐遇見了許多人生的重大事件，會有負向感受、負向想法有時在所難免，但如何預防不會形成憂鬱情緒，或是在憂鬱症來臨時，可以在當下及癒後協助她更客觀、正向的認知自己、認知這世界，心理治療的過程中建立的治療關係、討論的信念及技巧，才能對患有憂鬱的個案有更長遠的協助。

憂鬱症的臨床診斷在網路上有許多自我診斷的量表，可以上網搜尋，也許看了許多憂鬱的症狀，都覺得跟自己很像，我們在學這些疾病的過程中也常有這樣的

感覺，但實際上並一定有，所以最後的診斷仍需由醫療
專業人員協助你確診，提供就醫及用藥建議才是正確的
治療之道。

第四章

睡意是什麼

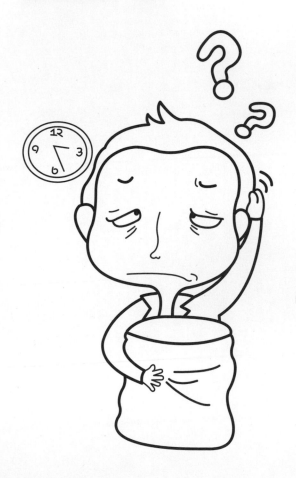

睡深、睡沈，是好眠最強的指標！

過去研究也說，深度睡眠的比率較高，隔天的精神感覺較好，但爲什麼有些人用盡了一切方法就是得不到？有些人一輩子都沒感受過什麼叫做熟睡？

這章我們來談談想睡覺的睡眠趨力——「恆定系統」的故事，讓失去睡眠感覺的朋友，再重回睡眠的迷人世界。

茶行的女兒

　　沒有睡意，對王小姐來說，是很難讓人了解的痛苦！睡意，是什麼樣的一個感覺？讓王小姐苦追了四十多年而未曾得到過，也許問一百個人，會有一百種答案，但王小姐就是體會不出那種感覺。

　　從小王小姐的飲料只有茶，白開水對他們家來說反而很少喝，夏天玩累了有冰涼的茶可飲用，從來不必自己泡還非常好喝，連她的玩伴們也都愛來到她家喝。冬天茶的溫暖更是不可少，所以對於飲料她只認識茶，也只習慣茶。王小姐45歲，兩個孩子都已經在上班工作，目前是一家茶行的老闆娘，這茶行是源自於她父親之手，自己是第二代接班人，也就是說從阿公種茶，父親賣茶，自己目前持續經營的狀況下，她從出生就跟茶脫離不了關係。

　　「我的睡眠從小就不太好，小時候很愛玩，下課後都

還會跟同學玩到吃晚餐，被大人三催四請才肯回家，回到家吃飯洗澡後，還早才七八點就被家人趕上床去睡覺。可能是玩太晚、玩太 high 了，晚上都睡不著，還喜歡跟妹妹們一直聊天，聊到自己不自覺的睡著，可是早上就有點起不來。」

「我的睡眠可能只有三四個小時吧，慢慢夜裡，妹妹們都睡了，沒有人陪我聊天，我就自己找事情來玩，找書來看，這樣的狀況一直維持到現在吧，我從來不知道什麼叫想睡覺的感覺，就是沒有睡意。羨慕有人一躺下，不知不覺的輕易就睡著了，我好想知道那種感覺是什麼，什麼叫濃濃的睡意，想睡覺的感覺，到底是什麼樣的感覺呢？」

從小就沒有想睡的感覺，所以王小姐就會安排睡前來做許多事：看電視、看報紙、打電腦、結算報表、處理訂單，她心想反正也不知道做什麼，把明天要做的事，先拿來做做也沒關係。因為王小姐個性樂觀、好客，不與人計較，所以她的茶行生意相當不錯，常常有客人來店裡面泡茶聊天，朋友拉朋友，每天都有招呼不完的親朋好友，有許多事情，實在很難在白天時來做，反而拖到晚上一個人

靜下來時再處理，效能更好。對這習慣王小姐也是很樂觀看待，就算身體會因睡眠不足感到疲憊，但似乎白天生意上還是可以應付自如。

「別人所說的那種腦袋混沌、身體無力、意識不清，我都了解啊，但這些就是睡意嗎？為什麼我分別有過這種感覺，但我還是睡不著？每當晚上躺在床上，我的精神很好，身體也沒有什麼異狀，心情也還 OK，沒有煩惱，不會特別去想什麼煩人的事，但是就是沒有愛睏想睡覺的感覺。我很努力的感受身體、腦袋，但就是沒有找到像是睡意這樣的東西，就這樣一直躺、一直躺，我也不太動來動去，也不會太焦躁煩惱，眼睛閉著的躺著，就算 12 點上床，大概到兩三點才能入睡，但就是那種似睡非睡，身邊的聲音我都有聽到的那種睡眠。」

「我告訴你哦，心理師，如果外面突然發生什麼事，我一定可以馬上跳起來應變，完全不會延遲。我也不知道我是不是真的有睡著過，然後早上就 7 點一樣起來啊，已經習慣了，賴床也沒有用，那種沒想睡的感覺，不會因為賴床就會睡得多些，就算躺久一點，也沒差！」

睡意這件事

　　一般人在靜態活動下，做一些比較不合自己興趣的事時，就很容易感受到睡意的來臨，可能頻打哈欠，或不小心就睡著了，也就是說，睡意（或是睡眠債），就在你身體某個安靜的地方等待著，等著你平靜下來，沒有干擾的來將你佔領。

　　而王小姐的背景，很容易可以看到她的睡意被茶這飲料給完全驅趕到無人發覺的角落，茶含有咖啡因，讓睡眠的恆定機制不佳，較難獲得較高比率的深度睡眠。其實王小姐朦朧的狀態下，進入與朦朧狀態相似的睡眠第一階段之後，她的睡眠可能因常常停留在較淺眠階段，所以較難區分睡眠狀態與清醒狀態，主觀地會覺得自己一直都沒睡著；也很難區分入睡與清醒的狀態，自然就很難抓到睡意也曾經輕輕悄悄來過，睡眠曾經淺淺靜靜的睡過。

　　咖啡因對於身體的影響，大家最直接的感受是可以提神，睡不好的疲倦感，可以很快的被消除。但咖啡因對睡眠的影響，是削弱了睡眠的趨力，也就是原本身體持續累積的腺苷酸（adenosine），是讓會讓我們想睡覺的內分泌，

當咖啡因進入身體後，這個讓我們想睡的內分泌被咖啡因替代掉，睡意被發配到邊疆去了，並宣告身體進入另一種興奮的狀態。所以任何有含咖啡因的物質，例如咖啡、可樂、汽水、手搖飲料、巧克力等，都可能削弱原本的睡眠趨力，讓睡眠的恆定機制不佳，較難獲得較高比率的深度睡眠。

「妳必須來做個實驗，減少茶對睡眠的影響，不喝茶試看看。」心理師提出建議：「也許妳最想要的答案，馬上就會出現。」心理治療是許多生活中的小實驗所建立而成的，換個角度看，生活其實也是許多小實驗所組成，生活是否多彩多姿，端看你能不能對生活多做些實驗，許多理論及證據，沒有親身感受，是難了解其中的變化，尤其想追求的是一種「感覺」。

「人家都說喝茶會影響睡眠，我覺得還好啊，我也曾經沒喝過一段時間，但沒有用，還是沒有睡意，睡眠也沒有比較好。」

這是心理師預想會遇到的回應，這時具體化那次沒喝的經驗是重要的，才能再比較心理師所提的實驗，與之前有何不同，讓王小姐體會到沒喝的真實的影響。

「我有次出國，都沒有喝到茶，去了三天兩夜，也沒有比較好睡。還有一次，整天沒喝一口茶，那一天也沒有比較好睡。」

「你真的很少沒喝茶的日子。」心理師微笑著：「出國因為行程或心情，有時與平時的狀況不同，有人好睡，有人反而更難睡，這時沒喝茶，可能很難單純看到少了咖啡因的影響，而沒喝一兩天，實在很難看到身體裡的咖啡因都代謝掉了之後的改善，我們要試試一週看看，如何？」

「你解釋的那個機轉我有聽進去，但我很難都不喝，客人來買茶，我都會先泡給客人喝，我也要先試喝一下嚐一嚐啊，總不能泡給客人喝的，我自己都不知道味道吧？這樣真的很難不喝。」

「可不可能下午 4 點後就不要再喝呢？還是說，泡好後喝一口，不要聊天時一直喝？」心理師和王小姐仔細的討論如何清除掉實驗目的路上的小石頭，王小姐是一個很豪邁爽朗的大姐，一口答應下，還拍著胸脯說：「安啦，說話算話，會認真的執行。」

一週後，王小姐回診：「我真的不知道原來茶的影響

有這麼大，前面幾天，還是不太好睡啦，但你看我這後面幾天的睡眠──」王小姐指著她的睡眠日誌：「有實線了，真的有睡覺的感覺！雖然還是不知道睡意是什麼，但真的有差了，這是我這輩子第一次有睡到覺的感覺，真的太感謝你了。」這充滿虛線（半夢半醒時睡眠的代表）的睡眠日誌上，夾雜著幾小段實線（有睡著），看似不太完美的睡眠日誌，是她由完全虛線，加多次中斷睡眠後的進步表現，王小姐為此已高興不已。自信在於每一次小小成功的累積，王小姐更有信心的繼續克服下去。

　　「這週我們的目標是實線更多，中斷更少，我們要外加多一些運動，讓睡眠的恆定系統再更強一些！」

　　心理師的實驗是帶領個案走向一個更理想的目標，更符合個案的目標，這過程會再增加挑戰，會要跨過更高的柵欄，但心理師會給你無窮的支持。

　　再一週後回診，王小姐笑容更開心，聲音又更有力：「你知道我有多認真找時間運動嗎？運動到我這兩隻手臂內側都磨破了，你看我多認真在做，我沒事就站在店門口晒太陽，沒客人時，就在屋子裡繞圈圈的走，我想那還不夠，還把手前後左右甩得大大的，運動量才夠。我開始有

那種想睡覺愛睏的睡意了，我的實線越來越多了，有運動
眞的有差。」

　　「心理師，晚上可以有睡覺的感覺眞的很神奇，但白
天想睡是正常的嗎？我以前都沒有在白天打過瞌睡耶，這
樣是不是有問題？但我自己又想如果多喝茶，又怕晚上睡
不著。」

　　王小姐的睡眠機制在少了茶中咖啡因干擾後，睡眠的
穩定度已日趨平穩，身體的穩定度將出現平衡點，對於一
般人常見白天瞌睡也覺得奇怪了。

　　「我們過去有大量的咖啡因讓身體持續亢奮，如今穩
定的減少這些用量，睡眠及身體都在取得一個目前的平衡
點。也許過去不貪心，有睡就好，但現在可能要試著找出
自己所需的睡眠量，才能達到白天的精神充沛的狀況
了。」

　　過去四十多年，雖然一直沒有睡意的王小姐，個性開
朗正向，即使睡眠不安穩，也不會讓自己陷入痛苦，仍舊
每天開心的面對客人及自己的生活。也是因爲她這樣爽朗
的正向個性，對於心理師突然提議的實驗，不會直接以
「不可能」回絕，也願意眞誠討論過程中的困難，並認眞

排除，才會有之後成功的成績，才會有之後穩定的睡眠及
身體狀況。

睡眠趨力，需要白天活動的累積

　　睡眠機制中恆定系統的睡眠趨力，是許多人追求的目標，希望讓自己睡意更濃，睡眠更深。

　　這個機制很需要白天活動的累積，當你醒得愈久，活動量愈多，通常可以獲得較高的睡眠趨力，較佳的睡眠品質，而在白天累積睡眠趨力的過程中，我們可能因從事較沒興趣的事或靜態狀態太久，也很容易讓這樣的趨力展現出來，形成嗜睡或真的打瞌睡，而真的睡著了，就會用掉所累積的睡眠趨力。

　　因此到了晚上，睡眠趨力可能就不是那麼充足，可以快速的讓我們睡下。所以午睡：

　　● 不宜太長，最好短於 30 分鐘。

　　● 不宜晚於下午 3 點起來。

　　想讓晚上睡眠品質更好，也許就從增加趨力開始，多活動，並且減少睡眠趨力的耗損，也就是減少小睡、咖啡因等活動降低了原本的睡眠趨力。

　　再好的治療技巧，也需要正向的態度來配合；有支
持溫暖的心理師，有信心的個案，讓治療中的小石頭愈
來愈少，要完成的目標愈來愈貼近自己。王小姐的治療
期間不長，很快的找到自己的解決方法，愉快的繼續在
她的茶行忙著，忙著分享自己這段歷程的收穫，忙著繼
續挑戰生活裡許多的小小實驗。

你們不是我，
怎麼知道我沒病

　　盧大嬸與兩名子女來到心理師的門診，她神情低落，身體狀況似乎也不太好。一坐下來盧大嬸嘆著氣：「今天是花了許多力氣才來這看病，平時要自己出一趟遠門是很難的。」盧大嬸強留下兒子女兒一起在診間，幫她聽一下心理師的建議，她很擔心自己聽聽便忘，記不住。

　　「我從更年期睡眠就不太好，覺得睡眠變得比較淺，夢較多，那時候還在工廠當作業員，覺得還撐得過去，心想也許退休在家可能會好一些，怎知道退休後失眠更嚴重了，晚上醒來的時間更長了，而且身體還出現了好多毛病。最近這一兩年都在看醫生，吃了一大堆的藥，身體沒有比較好，睡眠也沒有比較好。」

　　「心理師，有沒有一種病，就是老覺得自己生病了，然後怎麼看，都說不對症，當然看不會好的？」一旁的女

兒開口說話，但口氣顯然不太好。

「你們不是我，你們怎麼知道我沒有病？我是真的很不舒服，天天都不能睡啊！」

「我們也帶我媽去做過身體健康檢查。」兒子也忍不住跳出來說話：「檢查的報告中除了一些指數比較高外，而且那些指數，也是年紀關係會高一些的，那個檢查的醫師也覺得我媽應該不會像她說的這樣不舒服，還說她的身體還算不錯，只有她自己一直喊這邊痛，那邊痠的。」

「我就是真的很不舒服，××醫院的骨科醫師說我的膝蓋軟骨不好，叫我不要走太久，拿太重的東西。另一家××醫院的新陳代謝科醫師，說我的腎功能不好，叫我不要吃鹹的，我現在煮菜都不加鹽了。眼科醫師也說，我的眼睛會茫茫的，是我的那個眼睛的水晶體在退化了，叫我不要晒太陽，會白內障！」盧大嬸這時突然大起聲來，似乎為了捍衛她這生病是真的，提出了許多大醫院的醫師來佐證自己的病不是憑空杜撰出來的。兒女們在旁的眼神頗無奈，顯然這樣的爭辯，在家中一定也是常常上演。

「我覺得，一定要兒女陪我來，有他們幫我記著醫師

的交代，我才能記住怎麼吃藥，才會好得快一點，我都想
我會不會老人痴呆了，什麼都記不住？」

「哪有記不住？妳什麼都記得很清楚，我什麼時候有
約，什麼時候有沒空，妳都知道，還每天查勤，嫌我下班
還不趕快回家。」女兒不耐煩的又插話進來，解釋盧大嬸
的記憶力是很好的。

在後續的治療中，了解到盧大嬸因爲退休在家，沒什
麼生活的重心，好朋友也都各忙各的，自己會希望在家有
人關注，但無奈孩子年紀大了都有自己的生活，較少關心
媽媽，自己的生活常以醫院爲重心，因此藉由醫護人員耐
心的看護，多少感受到一絲的溫暖。當患者看醫師所得到
的次級收穫（secondary gain），比原來看病的目的還重要
的時候，心理師就必須明確的了解各項症狀的眞實程度
了。

小叮嚀變成大限制

原來先前盧大嬸號稱的「軟骨不佳，不宜運動」，是
醫師希望盧大嬸不要過度運動，而盧大嬸將「不過度」強
調成「不能」，所以限制自己的行動，出去菜市場買菜，

從兩三天減少到一週一次，下樓拿報紙、倒垃圾，都成了有害健康的限制，連在家走動都覺得不宜太多。盧大嬸讓自己大多時間躺床，這是造成她睡眠問題的元凶，睡眠趨力變少了，睡眠恆定機制變弱了是可想而知。整天躺床，精神都在半睡半清醒的狀態，雖然盧大嬸都會覺得自己沒睡著，但自然到了晚上，想要再睡一覺是很難的，就需要靠安眠藥強迫自己再睡；然而自然的睡意不足，即使用藥，仍感覺睡眠真實性不佳，睡眠品質很不實在。

不能吃太鹹的部份，不是「不能吃鹽」，盧大嬸將這兩者又劃為等號，在吃的飯菜裡都沒有加鹽，如此長時間下來，體內的鈉含量太少，反而造成自己胸悶無力，精神昏沈、反映遲滯，然後又將這樣的症狀，視為身體有毛病繼續遊走醫院尋求治療，還好在遇到問診較詳細的醫師，才將這不能吃鹽的概念導正，但也著實讓盧大嬸痛苦了一段時間。

視力模糊的狀況也是如此，將「減少直視太陽光」的情況，上綱到「不能出門晒到太陽」，生理時鐘少了這重要的線索，了解外在環境是白天還晚上，自然她的睡眠生理時鐘第一個就混亂了，更不用說其他身體內的小時鐘，

也自然不知如何運行了。

　　也許是盧大嬸太想要身體健康，所以將醫師小心的叮嚀誤解為「絕對不能去做的事」，限制了自己的生活，在自覺缺乏子女的關心下，用極端的方式來保護自己的健康，實在讓人看了心疼。

　　「盧大嬸，這樣生活太辛苦了啦，我們試著用別種方式來治療這身體所有的不舒服好不好，首先至少願意出門去走一走，不動一動筋骨，骨頭肌肉就真的會退化走不動了，身體機能不用它，就真的退化很快，不能用了。」

　　過度的限制行動，只會讓身體愈來愈退化，也因如此會對身體變化過度敏感的個案，視為身體又更差了，而更少動，所以治療的第一步須由行為改變開始，而且是非常初步的行為。例如有些年紀大的個案，心理師常常只建議在家中走走，或下樓到中庭走走、坐坐，或是願意去菜市場走一圈，然後再進一步催化個案自己願意再走更遠一點、更久一些、再更累一點的運動量，在這過程中一再讓她看到自己由小小的動作，一次次的完成、克服，進而建立可以再往前改變的自信心。

　　當盧大嬸願意在社區的活動公園中待更久的時間，就

開始訓練她與他人建立關係的技巧，如何聊天、如何參與
社區活動、如何找到自己有興趣的活動，慢慢擴展盧大嬸
的交友圈，讓盧大嬸心中不再只有兒女可以關注，讓她的
眼光偶爾也可以看到自己其他的生活圈。盧大嬸開始會去
買衣服、會去試著跳跳土風舞、也把原來有興趣的拼布再
拿出來玩，後來發現視力也不再是做拼布的限制了，配個
合適的老花眼鏡就可以輕鬆許多。

　　在治療睡眠的初期，盧大嬸找了個較有耐心聽她說話
的醫師，將她一大堆各家醫院的藥全部整合，有些藥可以
被其他某些藥替代，有些藥其實不太需要，經過醫師的調
整後，原來一大把的藥就已經減少許多。來到治療睡眠的
中期，已經可以只剩半顆高血壓的藥在保養，睡眠也可以
不用藥，能接受睡眠淺淺睡也可以，這時心理師一再耳提
面命的更年期概念就發揮了作用。

更年期不等於失眠

　　「當你說更年期不等於一定會失眠──」盧大嬸望著
心理師：「我那時候就在想，也許這就是年紀的變化啦，
跟你說更年期不是等於身體會變壞一樣，我就是太認定過

了這時期，所有的身體的狀況都會不好，希望有奇蹟會出現，一切才會變好，其實都不切實際啦，還是自己保養比較實在啦。」盧大嬸可以在後半段有這樣的概念，顯然她對於自己太認定更年期等於身體變差這個信念有了很大的改變；同時也看到自己容易把事情想得太過於極端化的傾向，試著提醒自己任何事不是只有一種選擇，一種答案。

更年期是許多女性的惡夢，看著身旁的媽媽、姊姊、朋友開始經歷更年期，可能出現的熱潮紅、盜汗、煩躁、失眠、疲倦無力、性生活不佳、情緒困擾等等症狀時，就在擔心或預告自己是不是也有可能會出現這樣的不適，所以當月經一開始混亂，就有人先吃含有賀爾蒙的保健食品來預防，而當月經一停，就開始宣告自己身體種種的不適，敏感的去抓到許多身體功能的退化，對於自己的脾氣先舉白旗投降，自覺無法控制，要大家包容。如此一來，不僅自己承受身體不適的痛苦，也同時讓家人深受其害。

其實更年期就如同青春期一般，是人生必經的一個歷程，有些人可能一點症狀也沒有，也沒感覺到身體功能退化或情緒調節的痛苦；有些人則是相當不適，而這些就是生命的歷程。在青春期，不會有人想用藥來控制那不知何

時爆發的脾氣（在此必須區分青少年的憂鬱症，可能是以狂飆的生氣表現不同）。更年期因賀爾蒙減少時的不適，也不一定必須用藥來控制（除非相當不適，影響日常生活功能）。所以不須預先假設自己像生病了，也不需假設只有吃藥才有所改善。

例如盧大嬸在更年期初期也有些不適症狀，但因為還在工作，覺得一切都還可以「忍」，也就不以為意，當生活沒有工作為重心時，就只剩這些不適的症狀可以擔心時，這些更年期症狀，會被放大成不得不除之而後快的心頭大敵。

盧大嬸的女兒說：「媽媽從過去的個性就較極端，會把很多事想得太嚴重，搞得家裡雞犬不寧，所以做子女的實在很難把後來這些身體的病痛，當成太嚴重的事。」

這是許多成年子女在與家中老人家相處時常會有的想法，覺得從小看著爸媽的個性，在摸清了他們的焦慮、擔心後，就會抱持另一端的想法，過於輕忽了他們的抱怨。其實有時老人家只是需要關注，而非實際的解決，心理師在盧大嬸的例子中以較多的關心，注入實際生活行動上的改變，讓他們可以在生活中實際的體驗到身體的、人際關

係上的改變；而當看事情的角度不同，解釋的角度不同，
情緒不同了，這就是個性的改變。大家都說個性很難改，
但只要有心，用對方法，即使是老人家個性也是一樣可以
修正改變的。

　　盧大嬸的更年期症狀其實並不明顯，但因爲預期的心
態，就會把許多不適的症狀歸因於更年期來臨所致，加上
退休後空巢期，自己生活沒有目標，很容易將身上不適的
感受擴大，以尋求更多的關注及支持。其實面對退休後的
生活，自己與家人都要相互體諒，家人面對如鰥寡父母，
也許需再花些時間的陪伴，常常以電話表達自己的關心，
讓父母的老年生活不至於太過孤單，也需支持及鼓勵他們
去尋求新的生活目標，如松年大學、社區活動、志工服
務、或帶孫子的支持團體，讓他們在人生的後半段可以過
得更圓滿、豐盛。

　　如果你正要進入更年期，也在擔心退休生活，也許規
劃好自己的退休生活，如何利用時間，如何安排生活，將
自己的生活重心放在自己身上，不需要再將孩子或家庭放
在自己的前面，如此才能再活出自己，也不會成爲別人的
負擔。

　　更年期會面對另一個生活改變，是空巢期的空虛感，當子女長大成人有自己的世界時，自己在家的功能、價值不如他們小時來得重要，自己想抓住子女的關注方式，就相當不同。

　　很多老人家會像盧大嬸這樣，以身體不適的困擾來期望子女的陪伴，或是每天煮很多食物，期待孩子還像放學一般會準時回家吃飯，期待自己的愛心，可以餵養他們白天在外奔波的辛勞。也有人過度介入子女生活，希望結婚、生子、買房子等大事，自己都是重要的決策者。

　　其實到了人生的這個階段，該要心甘情願放手，才能給彼此自由，相信彼此在心中都有一塊專屬自己的位置，就請相信孩子去飛吧。像盧大嬸的手藝很巧，做的拼布很受到社區的婆婆媽媽歡迎，還被邀請到社區辦園遊會時拿出來賣，這成了她另一個生活重心，也是她自信的來源；至於孩子要不要嫁、娶了要不要生，都已經不是她目前最期盼的事了。

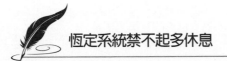

恆定系統禁不起多休息

　　年紀大難免身體不適，不宜太多活動、運動，但也不宜完全不動，因生病無法運動的人，仍建議在自己能力範圍以內，從事簡單健身的伸展運動；心理師曾經在加護病房鼓勵一位重症肌無力的患者，試著踩踩床上腳踏車，由一次 10 下，一天一次開始，到最後，他出了加護病房，可以自行活動，我想這不僅增加他肌肉的力量，可以自行呼吸的力氣，也增加了自己可以做一些對自己身體有利的事的信心，所以運動不僅增加睡眠趨力的來源，也是增加自信的方法。

忙碌怎麼還會失眠

奇怪了，被家中女兒、媳婦帶來看心理師門診的阿春姨愁容滿面，但她的女兒和媳婦，倒是一副輕鬆狀，像是帶媽媽來參加活動似的，熱情的招呼媽媽，要媽媽好好放鬆，聽聽心理師怎麼說。

「我媽都待在家中，不出門，我們覺得不太好，勸她要出門走走，但她就是不要，她說她沒睡好，身體都沒力氣，怎麼走？可是過去她可是很能趴趴走的，我們都說是她越不想走動，才會越來越沒力氣。」阿春姨女兒開門見山，說得理直氣壯。

「我真的已經睡不好很久了」阿春姨悠悠的開口說，「覺得除了吃藥以外，沒有別的辦法了，也為覺得連睡覺都要吃藥，真是令人感到沮喪悲哀，過去喜歡的事也沒力做了，每天只能窩在家休息，也不太能出門了。」

　　女兒、媳婦緊接著妳一言我一語的，說了許多阿春姨的不是，像是到心理師這兒，要藉由心理師的口，告訴阿春姨，妳有多「庸人自擾」，要改變想法，不要再如此消沉了。阿春姨一言不發的坐在診間的椅子上，不知是因長期失眠的挫折感，還是這些數落讓她開心不起來，悶不吭聲了一會兒，眼眶一紅，阿春姨委屈的爲自己平反。

　　「以前，我平常都 6 點就起來，有時候會先下樓，到附近公園走走運動個一小時。然後，7 點兒子媳婦把 3 歲小孫女送來，7 點半女兒把 2 歲外孫帶過來，我就開始得忙一整天了。餵完早飯，如果天氣不錯，要老公帶孫子們到樓下公園去玩一下，我趕快邊收拾邊弄午飯，吃過飯，陪他們一起睡個午覺，晚上的時候，兒子媳婦，有時候連女兒女婿，他們都會回來吃飯，常常天一黑，我就開始緊張，張羅一大家子的晚飯，大人和小小孩吃的又不太一樣。」

　　「就不知道爲什麼，突然有一天，晚上睡不著，之後就愈來愈糟，我也去看了更年期的婦科，醫生有開藥給我，但我吃不慣那個什麼賀爾蒙，所以我就沒吃了，也不知道是不是這樣，失眠也沒有比較好。後來她們又要我去

看精神科，醫生說我是憂鬱症，說我做的那個表分數很高，就開藥給我。那個藥吃下去後，晚上有比較好睡一點，但白天還是很累、沒力，很不想動。」

原來阿春姨平常幫女兒及媳婦帶孩子，3 歲及 2 歲的孫子都她是從出生就帶到現在，再過兩個月，媳婦又要再生個小孫子，阿春姨儘管心裡是樂的，但卻因為體力不好，覺得兩個孫子都帶不來了，怎麼再多帶一個，很懊惱、更睡不著。

阿春姨試著整理這段失眠歷程，訴說所接受過的許多治療方式：「我想我哪可能真的有憂鬱症？從開始當阿嬤，一直都很開心帶孫子的啊，我覺得心情不好，是因為睡不好，不是心理有什麼問題或有什麼壓力，我這把年紀還有什麼壓力好煩的？每天不就是帶帶小孫子、哄他們吃飯睡覺，萬一、如果，我真要吃那個什麼抗憂鬱的藥才能睡覺，那我是不是要吃一輩子的藥啊？」

白天在家不出門，都在做什麼

「越來越睡不好，我白天就儘量多休息，所以這陣子我就叫我先生或小女兒下課早點回來多帶帶孫子去玩，自

己在家做飯外，就多休息。」阿春姨低著頭，說得好小聲。

「多休息後，有覺得體力比較好嗎？晚上的睡眠有比較好嗎？」

看著心理師，阿春姨搖搖頭：「沒有，還是很累，晚上還是睡不好啊！」

「既然多休息這樣的方法行不通，我們換個方法好不好？出去走走好不好？過去妳的生活看起來很充實，早上還會出去運動，我們不用一下子回到過去天天一早運動一小時那麼多，但至少要拿回一些運動量，過去有運動時，那種身體舒暢的感覺、那種讓筋絡伸展開來的感覺，再拿回一點就好了。」心理師試著讓阿春姨找回過去運動時的正向感受，與現在很累的感覺做個對比，促進她願意去運動的動機。

「況且，我們一天的睡眠量是一定的，如果在白天就用掉了，多休息也是用掉睡眠趨力，那麼到晚上，就只剩這一點點睡眠的感覺，而妳又期待睡這麼長，那當然不夠用囉。所以妳要把這一天的睡眠量累積起來，到晚上才用，累積得愈多，晚上愈快睡，愈好睡，也就不會有那麼多夢的感覺了。待在家裡不是不好，是妳會不小心就會休

息或睡著了，而且這樣一直待在家，都沒有出去接觸戶外的陽光，我們腦袋的這顆睡眠生理時鐘也就不知道，何時是妳的早上、妳的白天，何時是妳的晚上，妳該睡覺的時間了。」心理師也試著讓阿春姨了解睡眠機制是如何作用。

　　一週後回診，還是大隊人馬的來到治療室，阿春姨很開心的表示好很多了，現在藥吃下去很快就睡了：「試著多出去走走，有走有差呢，就覺得至少讓我的生理時鐘知道現在是白天，我要晚上好好睡覺。所以就算走一下容易累，我也會和老公帶小孫子一起去散步，他們祖孫玩，我就坐在旁邊看著，曬曬太陽吹吹風，還不錯，我還去試走那個健康步道，腳底真的很痛耶。」看到阿春姨由原來不想動、不想出門，到現在能在帶孫子的過程中，找到自己的運動方法，真的很為她感到開心。

是睡眠趨力，讓我們睡得好

　　運動對睡眠趨力很重要，能讓我們因年紀愈來愈大，睡眠變得比較淺時，還能讓我們保有些許的深層睡眠，所以當有一陣子少運動後，這個保護睡眠的活動減少，自然睡眠就會被影響。

「最重要的是——」心理師提醒阿春姨：「妳的午覺，跟孫子一起睡得太久了，他們從 1 點睡到 4 點，雖然兩個孫子一個好睡，一個難，前後妳也只睡了一個多小時，但也躺了快 3 個小時呀！這對妳的睡眠趨力影響很大，就跟妳後來一直在家休息一樣，睡眠趨力都在下午睡掉、休息掉了，自然晚上就不好睡，如果再加上少運動，那麼妳的睡眠，是很難好得起來。」

很多帶孫子的阿公阿嬤，或是專業的保姆，在下午很容易就跟小孩子一起睡午覺，嬰幼兒的活動量大，對於年紀大的老人家的確是辛苦，需要在白天小睡一下，但這一休息千萬別長到去壓縮晚上的睡眠，最好仍是下午 3 點前醒來，也許午休 30 分鐘就好，不宜太長。

很快又有一個新生兒要加入托嬰，阿春姨又會混亂一陣子，也許先讓阿春姨把睡眠調整好了，小嬰兒也度過前兩個月的混亂睡眠期，再想想如何一起帶三個孫子女，時間分配怎麼劃分，阿春姨要記得先前的這些睡眠的原則，就不用太擔心這麼嚴重的失眠又會再來。

阿春姨的睡眠並不太複雜，所以原定四次的治療，第四次阿春姨自己就覺得好了，不用再來，她開朗的打電話

來，很不好意思的說：「睡眠已經跟過去一樣，不用再吃那個藥就可以睡了，而且不吃那個藥後，白天精神好很多。因為朋友約要去進香，不好意思推辭，所以就很不好意思取消與心理師的治療約診。」

「心理師，我發現我睡好了，就不用吃藥，也沒有那個什麼憂鬱症，也不用擔心要不要吃藥一輩子了，真的，我就說我哪有什麼憂鬱症啊。」顯然連憂鬱的擔心也一起消除了。

因著這次生病，阿春姨的全家都盡可能調整好自己的時間與阿春姨分擔帶孩子及做家務的時間，讓阿春姨不再需要能者多勞的所有事情都一肩扛；在這次失眠後，阿春姨過去喜歡做的事，又可以有時間做了，最愛打打小麻將、跟朋友出去玩個兩天一夜、進香遶境都會想參加。阿春姨發現，不只是運動讓自己睡得好，這些自在的休閒活動，也能讓身心放鬆，調節一下，對睡覺的幫助也沒負擔，很不錯的。

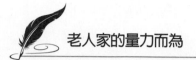

老人家的量力而為

　　現在父母雙薪工作的狀況普遍，孩子白天可能就由婆家或娘家父母帶，孩子在還沒上小學前，通常還會有午睡的習慣，所以最常見的老人家睡眠困擾，就如同阿春姨一般，跟著孩子睡太久的午覺，到了晚上，孫子帶回去了，若是老人家自己睡時，有時候可以晚一點睡，將不易入眠這件事帶過，但有些仍跟孫子一起睡的、或是孫子沒有阿公阿嬤陪會睡不著，就很容易先躺在那兒撐著，等到孫子睡著，自己又趕緊起來做事。

　　如果能了解睡眠趨力的機制，接受自己的睡眠被孫子切割成好幾次，也就不造成困擾，但如果將不易入睡，視為失眠，又擔心睡不著之後體力影響，那麼這樣的惡性循環，就會環環相扣的影響著睡眠。

　　其實帶孫子不一定會睡不好，小小孩活動力大，需要至戶外，有陽光的地方跑跑跳跳，這對於年紀較大的老人家，可能是一項吃力的活動，但如果還能負擔，可

以跟著他們一起活動，其實對生理時鐘是最好的，也是
對於累積睡眠趨力是有幫助的。只要在較長的午睡外，
增加一些自己生活目標的活動更好。

　　孫子大了，總會回歸父母的身邊教養，老人家自己
的退休生活重心，也該同時並重，孫子長大回歸兒女自
己的小家庭後，老人家可別失落，應該要好好把握去做
自己喜歡的活動，爲自己而活。

第五章

藏在失眠背後的是……

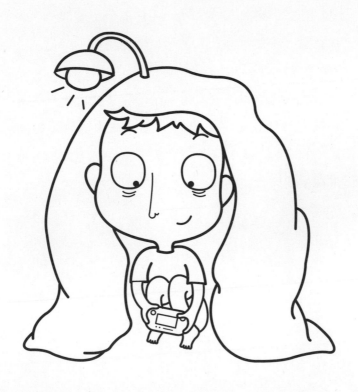

有些號稱失眠的狀況，其實不一定是失眠！需要對症下藥，才能改善失眠，而這個「藥」不一定是「有形有狀」的藥。

　　失眠的原因是多元的，在治療了生理疾病後，心理的議題可能就會突顯出來，比如許多退休後的經濟煩惱、家人的互動，生活舞台失去重心等等困擾，可能都得在生理因素被穩定後，才會被個案所發覺重視。

不能分享的好東西

「我是這一年退休在家，才覺得睡得更差，以前還在上班的時候，也會覺得不好睡，但是自己想，是不是工作的壓力還在，所以晚上比較不好睡。可是退休後沒有工作壓力反而更不好睡。我有去看醫師拿藥吃，一開始吃得還不錯，入睡很快，但後來半夜變得容易醒來，好像快喘不過氣了，懷疑是不是鬼壓床，因為也會盜汗，滿身大汗的醒來，也會覺得晚上好熱哦，所以我也會懷疑我是不是現在才在跟人家更年期啊？醒來以後就更不好睡⋯」

「躺下去我是可以不到 30 分鐘就睡著，這還是有吃藥哦，睡著後，會覺得好像睡不到兩三小時就會醒過來，醒來以後就會開始想一些有的沒的，我也不想這樣一直想啊，但就是睡不著，思緒就不自主不知飛哪去了⋯⋯這樣一直想就更不好睡，有時候要再花一兩個小時才會再睡

著，有時候一個晚上醒來三四次，但有時候，也好像很容易再睡下去。」

「這個藥是我在公園運動時，人家跟我說這個醫師的安眠藥很好用，給我一些，叫我試試看，我一試覺得眞的不錯，可以很快就睡著，半夜有時候醒來次數比較少，沒有藥了之後，我就自己去看那個醫師，那個醫師的號很難掛，一等都要等個兩三個小時，輪到我要看的時候，也不能講很久，我就乾脆跟他說，我覺得那個藥吃得不錯，叫他再給我開那種藥，他就開這個藥給我了，初初開始吃，還不錯，但後來不知是藥力沒了？還是藥量要再加重？我就覺得沒效，我自己也不敢亂加藥，要再回去問那個醫生，他又沒什麼耐心，就說我這個年歲了，吃藥沒關係啦，很多人還吃更多呢，叫我不要自己嚇自己。」

原來陳伯伯的藥是這樣試出來的，在公園裡，一群老人家，久病成良醫般的，用自身的經驗在治療同伴的病，拿自己在用的藥，分享給同是失眠的好友，但眞的合適嗎？而醫師的門診因病人多，無法給陳伯伯太多時間說明自己的睡眠情況，或了解他的生活背景，以爲他吃的藥，是經由其他醫師處方而來，便再繼續開立相同藥物，不禁

為陳伯伯捏了把冷汗！任何的藥物，都是因人而異，也許會有相同的效果，但仍應經由醫師針對個人的狀況，斟酌用藥。還好陳伯伯用的藥，是一般會給失眠患者的肌肉鬆弛劑，主要原因是，假設患者是因過於緊張不安而造成身體肌肉緊繃的失眠，藥物可以協助肌肉放鬆，促進睡眠的到來。

看著陳伯伯中廣的體型，陳述半夜流汗、會喘得醒過來，心理師先假設也許是發生率較高的「睡眠呼吸中止症」，所以便詳問是否還有其他症狀。

打呼 ≠ 睡眠呼吸中止症

「有啊，我老伴說我半夜會打呼，還很大聲，都要她先睡，我才能睡，不然會把她吵得無法入睡。還說我打呼時中間會中斷個幾秒鐘，她都以為我沒氣了，有時候我睡得好好的，會被她搖醒，我都搞不清楚狀況，還會罵她沒事把我叫醒幹嘛，這也是病嗎？我從以前就會打呼了啊，不過好像是這幾年才開始有比較多的中斷狀況。」

打呼的狀況其實很多人都會有，但不是會打呼就是睡眠呼吸中止症。當我們晚上躺下來睡覺時，呼吸道可能因

為許多種情況被塞住，所造成輕微的影響就是打呼，這表示呼吸道尚未被完全塞住，氣流尚可通過，當呼吸道變窄時，就容易發出打呼的聲響。可是當打呼聲出現了中斷，則表示呼吸被完全的塞住，氣流無法通過，這時就是阻塞型的睡眠呼吸中止，但仍需符合每次中斷至少 5 秒，每小時至少 10 次，才會確實診斷為睡眠呼吸中止症。這樣仔細的檢查，是需要到睡眠中心進行一夜的「多頻道睡眠檢查（Polysomnography）」，這目前在許多大型醫院的睡眠中心，都可以進行這樣的檢查，由自費到健保的檢查項目都有，要看患者需要的檢查服務層級到哪。

　　請陳伯伯安排睡眠檢查，先了解睡眠呼吸中止症的可能性及嚴重性；並建議在確診前，暫時先停止使用原先朋友介紹試用的藥物。第二次回診，陳伯伯帶著睡眠檢查報告及醫師建議前來，表示自己被確診為重度的睡眠呼吸中止症患者，相當擔心，也不太了解醫師建議的「陽壓呼吸器」治療，不知道那是個什麼東西？懷疑戴了之後是否會好睡？在得知這疾病後，陳伯伯也擔心自己的心血管疾病，會不會因為晚上呼吸中止而爆發？甚至擔心是否會猝死？他無奈的表示自己除了原來以為的失眠壓力外，怎麼

看醫師後壓力變更多？

　　其實大多數的睡眠呼吸中止，並不會於當下呼吸中止而窒息死亡，較擔心的是長期夜間多次呼吸中止下來，對於肺部或心臟血管的影響。

　　大家可想像一下，當我們好睡時，呼吸平穩，心臟平緩的跳動，血壓穩穩的，突然，呼吸道塞住了，我們的胸腹腔很努力的要呼吸，但空氣進不來，腦袋缺氧，生命中樞感到危機，發出訊號，提醒我們醒來呼吸，而這麼一用力的醒來呼吸，其實是讓我們原來平穩的生理狀態突然驟變：心跳加快，血壓升高，因用力呼吸所以汗流浹背，氣喘吁吁的醒來。

　　這樣的狀況一個晚上出現不只一次，可能一二十次，甚至有上百次的，而這不是只有這一晚，而是每晚如此，持續好幾年，如此長期下來，對我們的健康平衡狀態，是個不小的負擔。所以當知道你具有睡眠呼吸中止症，也許你可以今天不理會它，但當它與你相處數年下來，它是對你的健康有很大的影響。

　　讓陳伯伯很不安的「陽壓呼吸器（Continuous Positive Airway Pressure-CPAP）」，是目前對於治療睡眠呼吸

中止症最多的建議，原理就是呼吸儀器將空氣加壓灌入呼吸道，將因肌肉癱軟塌陷或阻塞的呼吸道打開，讓空氣得以進入肺部，身體得到氧氣。所以會看到一個壓力機器接了一個像是氧氣罩的面罩，在入睡時戴上面罩，協助患者將塞住的呼吸道打開，以利氣流通過。這樣的一個冰冷的機器也許對患者來說親和力不足，但卻是如今許多睡眠呼吸中止症的救星，對於不想動手術或做牙套，或其他侵入性治療者，是一個方便不侵入性的治療方式。

過去就有高血壓病史的陳伯伯，醫師說有可能是睡眠呼吸中止症造成的影響，勸陳伯伯規律使用陽壓呼吸器，也許不僅減緩睡眠呼吸中止症的干擾，也可能平穩高血壓的狀況。經過這樣的解釋後，陳伯伯才了解爲何一個呼吸器，可以同時治療他的阻塞型睡眠呼吸中止症及治療高血壓，也對於陽壓呼吸器的接受度大大的提升許多。

許多具有生理困擾的患者來到醫院，其實最期待的是專業的建議，但有時限於時間及人力，可能讓患者期待落空。睡眠心理師本著對於睡眠醫學的專業，可以提供個案適合的治療建議，再加上心理師的溝通技巧與時間上較充裕，彼此努力討論、解決一些共同及個人因素的困擾後，

能讓病人更坦然接受醫囑、放心執行。

肌肉鬆弛劑

　　醫師請陳伯伯不要再吃原來的肌肉鬆弛劑：「那是造成睡眠更不好的因素，因為這藥物讓呼吸中止狀況更嚴重。」這讓陳伯伯更緊張了，原來自己誤用藥物，讓自己睡眠變得更不好，而且讓自己陷入更大的危險之中。阻塞型睡眠呼吸中止症，在陳伯伯這年紀的銀髮族身上，較常見的原因是上了年紀肌肉較為鬆弛，容易塞住呼吸道，如果再加上一般治療失眠常用的肌肉鬆弛劑，則可能加重呼吸道塞住的狀況。可能讓肌肉鬆弛放鬆後好入睡的狀況，在進入睡眠階段後才會出現的睡眠呼吸中止症，轉為更加嚴重。所以完整的了解個案的病史，會是治療個案睡眠困擾很重要的第一步。

　　就像陳伯伯一開始來看診，主述；「因為許多退休後的煩惱，失眠才會更加嚴重。」這很容易被許多醫師或心理師以他的煩惱為治療主軸，而忽略睡眠呼吸中止症的干擾性，但在治療睡眠呼吸中止症後，陳伯伯生理症狀干擾減少，其實就減少許多關於睡眠的擔心。例如陳伯伯在治

療中期，較適應陽壓呼吸器後，就明顯覺得自己半夜醒來
的狀況少了很多，對於許多自以爲的睡眠疾患擔心減少，
對於睡眠影響身體健康的擔心也減少。陳伯伯對於心理治
療的接受度頗高，除了晚上努力與陽壓呼吸器做好朋友
外，一方面也很努力改變生活的重心，對子女不需過多擔
心、對家務減少一些控制、找到退休之後自我的定位，找
到自我生活的重心，才會讓自己退休後生活更自在；對睡
眠的困擾才會完整的被解決。

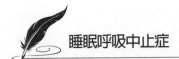

睡眠呼吸中止症

　　睡眠呼吸中止症具有輕度、中度、重度不同程度的診斷，以睡眠檢查報告中，每小時出現睡眠障礙指數（Arousal Hypoapnea Index; AHI）的次數爲劃分的界限，每小時 10 次以下，爲輕度，10-15 次爲中度，當 15 次以上時，我們會劃分爲重度睡眠呼吸中止症。如果被確診具有睡眠呼吸中止症，也不需太過緊張，詳細的詢問醫師，自己的病因爲何，治療的方法有哪些。

　　最近的研究也發現，睡眠呼吸中止症的睡眠困擾族群中，與失眠共病的比例也相當高，這兩者是需要同時治療的，請想像一下，一位對身體相當焦慮的失眠患者，發現自己竟然在晚上需要戴一個面罩睡覺，可能讓焦慮的感覺升高，而降低使用 CPAP 的遵從性，如果可以同時治療其焦慮感，又可增加對於睡眠呼吸中止症的治療，其實才能完整解決患者的睡眠困擾。

　　自 2009 年開始，台灣睡眠醫學會開始認證符合國

際睡眠中心設置標準的睡眠中心或檢查中心，至2012
年全省已有14家符合資格的睡眠中心，如果不知去哪
兒進行睡眠檢查，可上網至台灣睡眠醫學學會網站查詢
就近的合格睡眠中心，網址：www.tssm.org.tw

沒熬夜偷打電動啊

　　初看到阿健，可能會覺得他是個不愛唸書的男孩，沒什麼元氣，對於問診回應，只盡了最基本的禮貌，最多的回答就是：

　　「好累哦！」

　　「這些有關哦？」

　　看起來像是被爸媽逼來看診，自己無心想來，但事實上，阿健自己承認：「我深受睡眠困擾很久了，可是爸媽都覺得我不需要看醫生，不需要吃藥，一定是我的作息有問題，才導致睡眠不佳。」

　　而阿健私下則是在網路上搜尋了很久，看了許多的文章，找了許多醫院醫師的門診資訊，但實在看不到符合自己問題的。

　　今年國三的阿健，在面臨基測的壓力下，覺得自己如

果睡好一些，一定可以再考得好一些。只是無奈自己的睡眠困擾，真的不是自己所能控制。

「我爸媽都覺得一定是我太晚睡，睡不夠，才會白天精神不好。天知道，我也曾努力很早睡，但隔天還是一樣沒精神啊！連老師都懷疑我，是不是晚上偷偷爬起來打電動？才會上課打瞌睡，當時很囧耶，全班都在笑，我有打也就認了，問題是我都沒打了呀！大人為什麼都很自以為是，認為他們就一定是對的？」

「睡不好，我也很不好受呀，都不知道要怎麼做了，有一陣子，氣到乾脆就打電動打到天亮，自我放棄了，但感覺更累、更慘……」

青少年時期的睡眠，其實有許多可能潛在的睡眠困擾，兒童常見的睡眠疾患，例如，夢魘、夢遊、夜驚，也會在這年齡層出現，而成人常見的睡眠困擾，例如，睡眠呼吸中止症、週期性肢體抽動症等，也可能已出現在這年齡層，所以有時候青少年時期的睡眠困擾，可能的干擾因素不容易被準確的診斷出來。

「有時候睏了，我很早睡，也很快的就入睡，沒什麼入睡困擾，但半夜就覺得夢很多，睡得很不安穩，有醫師

曾說我是過敏，可能是身體癢所以睡得不安穩，我覺得我還好啊，雖然鼻子是有一點點過敏，但白天眞的沒什麼症狀，我媽也常常幫我換床單，有吃過敏藥就好睡，沒吃一樣不能睡，我覺得，會好睡是藥的效果作用吧？」

「夢多？都作些什麼樣的夢呢？」

「就很一般的夢啊，有時候是考試；有時候就同學大家一起吃飯、不然就捉弄同學、或跳舞的夢，很平常沒什麼……該不會是要分析我的夢吧？我今天沒準備耶？夢通常都做過就忘了。」

「作什麼夢，與我們平時的壓力有關。」心理師解釋：「只想藉由問夢的類型，了解是否睡眠是被壓力影響？所以才問作的夢，是奇異的夢？還是平淡無奇的生活瑣事？現階段的治療，只在診斷壓力對睡眠品質的影響程度，還沒到夢的解析較深入的程度。」

阿健不好意思的一笑。

正值升學壓力最大的國三時期，是否課業的壓力讓阿健的夢變多了？夢變得更有張力呢？還是青少年最在意同儕的壓力、在意自我外觀變化等壓力，讓阿健的夢變多？但阿健顯然是個自信佳、人緣佳的孩子，問不出有何常見

的壓力。心理師會問夢，也想區辨是否有可能是夢魘，看起來阿健並沒有因為作了夢，感到害怕驚醒，或隔天還受夢境干擾擔心害怕。而他鼻子不好，也排除他具有睡眠呼吸中止症的症狀。

週期性肢體抽動症

「那你會覺得自己的腳，在入睡後，會不會這樣抽啊抽的，那有可能一抽你就醒來嗎，是規律的抽動，不是只抽一下子哦。」心理師用手掌做出腳板會往上蹺啊蹺的動作，模擬腳板在晚上可能出現的週期性抽動。

「有耶，你怎麼知道，有時候我自己會有感覺腳在抽動，我哥有說過我睡覺腳會抽動，但不是每天都有。有時候腳很痠，很不舒服，隔天早上一醒來，腳都要先拉一拉，覺得很累，好像晚上走了一晚的路似的。」

心理師合併問了是否有最常伴隨出現的腿部不寧症候群的症狀：「有沒有在入睡時，也會覺得手或腳有麻麻、癢癢的？或其他不舒服的感覺？需要動一動這感覺才會比較消退，才會比較好睡？」阿健否認，覺得自己的入睡都很好，沒什麼問題。

　　顯然阿健具有週期性肢體抽動症（Periodic Limb Movement Disorder; PLMD）的症狀，這是在夜間睡眠期間，出現在四肢的手或腳，通常以腳較爲常見，一種規律性的抽動的狀況，這樣的抽動狀況，與體內的多巴胺分泌有關，其中也與體內鐵蛋白代謝有關，所以有些缺鐵性貧血的患者，也較容易具有這疾患。另外也與缺乏鈣、鎂、磷等礦物質有關，而有些腎臟功能不佳的患者，也容易次發性出現週期性肢體抽動症，所以有此症狀者，可能要看個案的醫療背景資料，才能找到合適的治療方向。

　　一般週期性肢體抽動症可看診神經內科，或專業睡眠專科醫師，並請醫師開立相關醫學檢查，甚至可安排一夜的睡眠多頻道檢查，以確診是否具有週期性肢體抽動症，及其背後可能引發因素，之後如需用藥，可開立針對改善症狀之藥物。臨床心理師則可提供較多時間詳細問診，看是否具有相關週期性肢體抽動症症狀，如果可能性極高，心理師可提供一般患者可自行改善的方法，並監控患者的執行程度，如果有所改善，也不一定需繁雜檢查確診。

　　心理師建議阿健去做了簡單的理學檢查，發現他有貧血的狀況，所以先請阿健補充鐵質，看是否有初步的改

善。

　　一週後，阿健再出現在治療室裡，眼神不同了，表情也不一樣：「我的睡眠變得很好耶，雖然不是像以前那麼好，但真的不太一樣，不過因為不愛吃鐵劑，覺得好像在吃鐵塊一樣，所以改吃含有鐵的維他命，覺得白天精神變好，而且也覺得應該有補到鐵吧，所以睡眠好，隔天精神也好。」

　　阿健為何過去不會有睡眠困擾，到國三時，才出現問題？原來阿健過去是街舞社的社長，從小就熱愛跳舞，沒事都在跳舞，下課也跳，週末聚集在捷運站附近，各校同好大家一起跳，也順便與他校交流。但在跟父母的溝通協商下，國三之後就要以功課為主，不能再跳了。阿健很坦然的接受這樣的決議，但身體顯然不太接受這樣突然的改變，過去激烈的運動變成現在很少有時間動。

　　「現在最多的運動，是走路吧！」阿健無奈的說。

　　過去的研究發現，週期性肢體抽動可能與一些有氧運動有關，當這些運動較多時，晚上的週期性肢體抽動狀況較少，睡眠品質也較佳，當然隔天精神較好，減少一些嗜睡的狀況；而阿健便是這樣的研究最佳代言人了。但並不

是所有人激烈運動後，都是會改善肢體抽動症，也有人怎麼動也無法改善，但運動是對睡眠品質、對增加深度睡眠是有些幫助的。所以有此症狀的朋友，也許由輕度運動開始，找到適合自己睡眠品質的運動量，也許不能改善這疾患最根本的因素，但可能會有減緩症狀干擾的作用。

「所以我可以再跟爸媽說，我需要去跳街舞，才會睡好囉？」阿健好像得到一個攸關健康的聖旨，迫不及待地想頒給父母。但這樣的建議不是必須，也不一定有因果關係，心理師不想成為親子間拉扯的因素，趕緊跳出來說：「我想現階段最重要的目標，還是要與父母討論協商才是，跳舞對睡眠有幫助，但不一定是治療週期性肢體抽動症的唯一方法，所以不可反因為果，違反你們原來的決議。」

「看來，週末讓我再去跳一下街舞，是有商量餘地的──」，阿健神色一黯：「唉，不行耶，周休二日，是關補習班的 K 書日。」

教育體制給了孩子什麼

青少年的嗜睡，也許有些大人喜歡歸因於孩子的時間

管理不佳，造成太晚睡，所以睡眠不足。其實有更大的因素，是現今教育體制，給予太多的課業壓力，大清早的早自習七點要到校，晚上還有晚自習或各種加強補習，回到家做完功課，上床時間就算沒有十二點，也可能要拖到十一點多才能睡，這對於理想睡眠時間 8-9 小時的要求，是達不到目標的。卻也因而帶來青少年嗜睡的影響，咖啡、濃茶、維他命，成了這些嗜睡孩子的救贖，讓他們可以不在課堂中趴下睡著了。有什麼辦法可以讓群孩子可以天天睡飽、心情好、精神佳的面對每一天呢？心理師也在尋求。

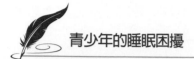

青少年的睡眠困擾

治療青少年不容易，很可能會面對被動抗議，回答言不及義，對於社會、對於世界有著許多的不滿，但卻不太會用言語表達，所以用行為、課業被動的呈現他的問題，期待解題人，能有耐心的打開他的心房，這是需要很大的耐心及毅力。若孩子有類似困擾，父母可以找專業的兒童、青少年臨床心理師來幫助孩子，但孩子最好的治療師就是父母，只要用愛（非溺愛）、用耐心（非對峙）相對，孩子的心也是肉做的，總有一天會心意相通。

青少年的睡眠困擾，排名第一絕對是嗜睡，也就是白天有忍不住的睡意，很難抵抗的就可能在課堂上睡著、或造成注意力不佳、專心度不好，較危險的影響就是交通的意外。這些可能被外界歸因於青少年的衝動、魯莽因素，其實很有可能是來自於睡眠不足的嗜睡感而來。為何造成這麼多嗜睡的青少年？這背後的因素相當

多元，而最為常見的因素，應該就是阿健一直被大家所
指責的「晚睡」但卻必須早起的作息。

晚睡可能是課業較重，而打電腦、上網、打電動等
青少年喜愛的活動，可能是各個家庭較常見的成因。阿
健也愛打電動、上網，但他斬釘截鐵的保證說自己絕不
是因為這些因素，白天精神才不好的。

老伴走了

　　王伯伯 72 歲，由孩子們帶來睡眠心理師門診，孩子們憂心忡忡覺得：「爸爸可能因爲媽媽前一陣子因病去世而感到憂鬱，現在出現無法入睡的症狀。」

　　他們不想讓他年紀這麼大了還要吃太多藥，也覺得這樣睡不著應該是心因性的，想請心理師與他談談，也許把放不下老伴的心情說一說，或許睡眠的狀況會好一些。他兒子女兒及眾多家屬在交代完這些背景後，留下內向的阿伯，還千叮嚀萬交代的跟伯伯說：「我們都會出去，不會偷聽，你心裡有什麼話都可儘管跟心理師說哦。」

　　害羞的王伯伯不知從何開始，覺得面對一個陌生的醫療人員，自己很不知所措，心理師試著慢慢引導，打開老人家的話匣子。王伯伯一開始只是一問一答的回應心理師對睡眠困擾的詢問，後來才慢慢深入碰觸到失去伴侶感受

的那一塊。其實王伯伯對於老伴的離去，沒子女想像中那麼捨不得，年輕時，雖然都靠老婆的照料才能撐起這個家，但這一兩年老伴身體不好，再加上身旁許多朋友走得走，也就慢慢接受生老病死這些事了。

　　有一件事就眞的有差了，王伯伯的睡眠困擾並不是老伴去世才出現，早在年輕時就已出現，王伯伯常會在晚上要入睡時，雙腳小腿肚那兒就會感到怪怪的，像是有一股水流通過骨頭上的感覺，怎麼搔也搔不到那個癢處，常常都要起來動一動，甩一甩，抖一抖，像是把這癢甩出去一般，之後這種感覺才會少一點，可是感覺少一點後再躺回床上，這感覺又來了。常常在上床，下來動一動之間的王伯伯，最後總要花上一兩小時，才會累得睡著。

　　「老伴看我可憐，想說我明天還要上班，睡眠還那麼少，她就想幫我抓一抓會不會比較好，還眞的，她抓龍後這感覺變得比較少，我就常在她按摩之中就睡著了。」這幾年這樣的狀況變嚴重了些，以前還只是偶爾出現，現在是常常出現，但只要老伴抓一抓就很好用，不過老伴後來身體較虛，較沒力，但效果還是不錯。王伯伯就在老伴的按摩下，度過了腿部不寧症（Restless Legs Syndrome;

RLS）睡前的干擾。

「有的醫師說是皮膚過敏，給我一些過敏藥，要我擦一擦，或開藥給我吃，也有醫師說我是神經太累腳太累，所以到了晚上神經就會很容易出現這樣的痠麻的症狀，叫我多按摩或泡熱水，多放鬆腳的肌肉就可以了。」這些都有短期的效果，但沒有辦法斷根，讓王伯伯很洩氣，覺得這病是沒有人有，也沒有醫師懂的怪病。

王伯伯需要的是明確的診斷，及正確的治療方向，由於過去對睡眠醫學發展尚不普及，可能較不易被發現是腿部不寧症的症狀干擾，而延遲了治療時程，但還好王媽媽很願意擔任這樣的因應，按摩的確可以減緩及轉移不適感的干擾，只是辛苦了王媽媽。

許多失眠的疾患，在過去被視為是奇特的怪病，像腿不寧症的患者，有些與症狀和平共處，不覺這是一個需要就醫的疾病，所以看診的比例不高，也就不容易被正視是一個需要被治療的疾患。睡眠醫學的發展至今約八十年，在科學醫學領域中仍舊是個新生，許多睡眠的疾患正在被發現及發展治療中，也仍有許多疾患發病的機轉仍待明確界定。有些病人可能沒能找到專業睡眠醫療人員，錯失機

會，較難確切診斷出睡眠疾患。以睡眠醫學的發展速度來看，將來睡眠疾患的病人，也許不需這麼辛苦的與症狀相處，可以更輕鬆應對症狀干擾。

以王伯伯為例，有家人的支持關心，長時間幫助他度過睡前的不適，但如果沒有這麼幸運的患者，希望用一些藥，就可簡單的將這種不適感消除。專業神經內科的醫師，可以提供確切的治療及用藥，如果又可以找到對睡眠醫學有所了解的醫師那就更適合。可惜王伯伯過去可能看診較不熟悉睡眠的其他專科醫師，將王伯伯的症狀解釋為「過敏」或「太疲累」，雖然這也是有可能會引發腿部不寧症的症狀干擾，而未有確切的診斷、開立確切的藥物，便很難真正幫助到王伯伯。

現階段的王伯伯因為年紀較長，這疾患被發現在銀髮族身上發生的比率較高，所以現在少了王媽媽的按摩，加上年紀的因素，這症狀干擾就變得愈加明顯。如果害羞內向的王伯伯，在診間少了耐心的心理師或醫師的詢問，可能就會被家屬的一番前情提要，而導引至喪偶哀慟反映的治療方向了。的確，失去重要親人會引發情緒不穩定而造成睡眠困擾，但短時間的哀慟反映，不應與憂鬱症劃上等

號，這是需要耐心的鑑別診斷。不然那可能又苦了王伯伯，年輕時沒被診斷出來是腿部不寧症，到年老後，還可能又被誤診為憂鬱症。

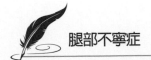

腿部不寧症

　　腿部不寧症（RLS），是一種發生在睡前的感覺疾患，患者常會覺得在四肢，尤其是腿部較多，會有不適感。與週期性肢體抽動症（PLMD），其實共病性相當高，也就是具有腿部不寧症的患者合併具有週期性肢體抽動症的狀況比率約60%（相反如有PLMD又合併具有腿部不寧症者則比率較低些），而這兩者的內在病理機制也相當相似，所以有時用藥方式也會相似。

　　這樣的感覺因人而異，形容詞相當的廣泛，像是王伯伯說的：像是水流過骨頭的感覺，或是有人會形容像是有螞蟻爬過內部的感覺，刺刺、癢癢、麻麻的感覺，或是熱的、冰冷的感覺流過等等來形容這樣的不適感，而這樣的感覺容易於天黑之後發生，且在靜止時這感覺特別明顯，所以當睡前躺下來要睡時，這樣的感覺就會變得更加干擾入睡。

　　有人要起來動一動、甩一甩才能自行去除這樣的不

適感，也有人要用重物壓著、或拿球棒等物品來敲打自己的雙腿、或包裹著毯子、或吹電風扇、吹冷氣來升降腳部的溫度。在還不知道這是什麼疾病之時，大部分的人都會自己因應這症狀的方法，與這個症狀和平共處。除非患者自己覺得這樣的睡前儀式太干擾了，讓自己花費太多的時間在處理，以至於睡眠時間不足，而造成白天精神不佳、生活造成干擾的話，是可以用藥物來減緩這樣的症狀，輕鬆應對症狀所帶來的干擾。

失眠也許也是一種收穫

廖小姐的寶貝獨生子，剛升上幼稚園大班的小寶，被新來老師指出他的過動症狀相當嚴重，一直提醒父母要帶去醫院看醫生吃藥，不然在班上的失控行爲，會造成老師帶班的干擾，及影響同學的學習互動。

「老師跟我說這樣，我也很害怕啊，我就去看了兩家大醫院，這兩個醫生有兩種解釋，一個說這是正常的現象，孩子只是比較調皮，他看不出來有什麼眞的過動或注意力不佳的疾病。另一個就做比較多詳細的檢查，那個臨床心理師也有做比較詳細的評估，然後就說他在學校的行爲表現的確很像這疾病，心理師建議可以做一些行爲矯正的改變。」

「醫師第一次看診就開藥給我們吃，我自己是不太想給他吃，曾經吃過一次，小寶說他覺得頭痛痛，我都嚇死

了，我也查了一些資訊後，擔心副作用，我不太想給他吃
這種藥。」廖小姐顯然非常在乎小寶對於藥物的反映，也
看得出她對於小寶的診斷，仍存著疑慮，未完全接受。

「然後，重點來了。」廖小姐快哭出來了：「小寶在 2
個月前，開始尿床，而且像是很大泡的尿。小寶其實在不
包尿布後，就很少尿床，很偶爾的那幾次，也可以感覺出
來，跟這次有些不太一樣。因為接下來尿床頻率太高了，
我還是有帶他去醫院檢查，好像泌尿道系統或身體都沒什
麼問題，一切檢查都很正常，醫師是說是不是壓力太大？
或是他心情不好？也有開藥，但有吃就有效，沒吃就尿
床，我想，不能一直給他藥吃，難道吃一輩子啊？太可怕
了！」廖小姐就像一般的媽媽般希望孩子健康，不會希望
他是需用藥才能維持某種正常狀態，所以對於給小孩吃
藥，相當卻步。

「好累好累哦，在知道他有過動症的可能性，又加上
他晚上尿床，我實在很害怕，努力求助醫師，希望可以得
到解決，但他們的解決方式就是開藥，我想孩子得這些
病，似乎都不是吃了藥一兩天就會好，要吃就要吃很久，
我捨不得啊！」似乎在這兩個疾病的夾擊下，廖小姐已經

耗盡能量，不知如何是好了。

「同時在這兩種疾病的干擾下，一定很難應付，當媽媽眞的好辛苦，有沒有人給妳一些支持？家人的態度呢？」心理師希望廖小姐不是一個人在孤軍奮鬥，至少累了，有人可以分擔，可以一起面對。

「我先生根本不覺得小寶怎麼樣，他覺得是我太大驚小怪，小寶根本沒有什麼過動症，尿床只要晚上去叫他起來尿尿就可以解決，有什麼好緊張難過的？公婆他們的態度，雖然沒有講白，但也覺得這應該是我做了什麼不對的管教，才會造成這樣的結果，一直要我快點把小寶變正常，我哪會變啊？我又怎麼會把小寶弄成不正常呢？我比誰都還希望他健康正常啊，我眞的覺得自己裡外不是人……」廖小姐說到這些委屈，眼淚不禁撲簌簌的流了下來，這眼淚包含著多少的壓力、不解及無奈啊，這些都不是在旁邊三言兩語，說些要加油，要改善啊，要面對……這些要求字眼的人可以理解的。

「會很氣啊，覺得他們在說風涼話，有時候就會造成我跟先生的爭吵，覺得他都不體諒我，不跟我站同一陣線不支持我！小寶可能有被影響到吧，當我發脾氣時，那天

即使半夜，叫他起來尿尿，他早上起來時還是一樣會尿床。」

　　心理師告訴廖小姐：「小孩雖然不一定那麼會用語言表達自己的感受、情緒，但其實他們也是家中的一員，也很敏感家中氣氛的改變，所以很有可能他們會在大人不經意的地方，用一些行為表現來表達自己的意見。」

　　廖小姐承受著這些委屈，獨自面對，所以只能改變她的作息時間，來因應小寶的尿床問題。平常廖小姐是晚上11點就上床睡覺，也很快就可入睡，現在她必須半睡半醒撐到半夜一點，醒來叫小寶去尿尿（這時間點是廖小姐斟酌出來，可能尿床的時間點之前），因為怕自己睡過頭，有時候會撐著不睡，有時候就定鬧鐘叫自己起床，等小寶上完廁所後，常躺下卻很難再睡，或是要花費很久的時間才能再睡。

　　所以廖小姐失眠了，看醫生、吃安眠藥，但吃下後，內心的擔心就會出現，不知這藥物會不會讓自己睡過頭？早上上班會不會遲到？或是這藥物長期使用，會不會對身體有所影響？反正吃了這藥是可以睡，讓自己白天精神好一些，但內心的擔心還是不曾間斷過，所以才來求助心理

師，希望自己的睡眠問題可以得到解決。

小孩尿床

　　廖小姐的睡眠問題來自於小寶的尿床，而尿床這件事衍生出家庭對於孩子問題解決模式的不一致，這樣的不一致造成大人間情緒的衝突，可能又回到小寶身上。

　　小孩尿床這件事，爲人父母都會有些經驗，在一些突發的狀況下，可能偶爾會有一兩次小朋友會半夜尿床，有時候不需太緊張。但若長期發生、或頻率相當高時，就真的需要找專家來解決。孩子夜間尿床（夜尿）的問題，來自於生理因素僅佔 2~3%，小寶的尿床僅在晚上出現，白天在幼稚園及假日在家的午睡，都不會有尿床的狀況，且生理檢查皆正常，所以先行推測與家中的因素較有關。所以請廖小姐與心理師配合，以行爲治療的方法來改善尿床及背後可能的因素。

　　這尿床的「行爲治療」重點，與我們改善睡眠的概念相同，都是在白天有意識時多加訓練，到晚上睡著時才會睡好及減少尿床的可能性，對於有尿床症狀的孩子我們都會請家長試著依以下的幾個治療方法訓練孩子：

● 睡前上廁所，晚上廁所點個小夜燈，讓晚上會起
　來尿尿的孩子，不會因為害怕而不敢起床。

這部份廖小姐說自己很早就這麼做了，一定會讓他在睡前尿好才上床，但無奈晚上還是很多尿。小夜燈的部份，是針對有些大孩子，會自行起來上廁所較有實際的幫忙，廖小姐都是自己硬爬起來陪著小寶上廁所，有時兩人都迷迷糊糊，小夜燈的確可以減少撞到或開太亮燈之後不好再入睡的問題。

● 白天多喝水，訓練膀胱，晚餐後控制水量。白天
　因多喝水，在有尿意想上廁前稍微再忍個 5 分鐘
　（不宜太久），訓練膀胱的彈性，不會因為一點尿尿
　就想去上廁所。而尿尿時以中斷尿尿的方式訓練
　尿道的括約肌約 3-5 次，在晚上時也較不會因有
　尿意就尿出來了。

小寶在這個訓練過程中，明顯地學會了自我控制尿尿的肌肉及頻率，但心理師看到的是媽媽很有耐心的陪伴他去面對這個問題，讓小寶覺得備受重視，也讓他同時學會自我尊重。這是陪伴孩子面對問題，而不是以指責方式糾正孩子的不可控制行為，也與完全幫孩子包辦做完所有事

有所不同。陪伴是與他站在同一個位置，同一個高度，一起面對問題，讓孩子學會解決問題的態度及技巧，同時也學會自己尊重自己，這是需要解決的行為問題，不是小孩本身有問題了。

● **培養負責的行為。如果真的又尿溼了，不需為孩子不知情的事情而責罵他，要他一起負責任的更換床墊。**

不指責，是一項訓練孩子很重要的態度，面對已發生的事情，指責到底是為了大人的情緒抒發？還是真的為孩子好？這是許多大人的要好好深思的。小寶的父親就在這個過程，學習到不指責，不只是對小寶，也是對廖小姐，這不是誰的對錯，或歸因於誰的錯，就會解決的問題，而是需要全家一起來負責、來面對的困難。

● **避免兄弟姐妹的嘲笑及長輩的責罰。這些都有可能讓目前的尿床狀況更嚴重。**

小寶是獨子，沒有兄弟姐妹的嘲笑，但卻是全家大人關注的焦點，任何自己的狀況都可能被放大檢視，所以針對這部份，會請大人別太大驚小怪的面對已尿床的事實，就當是發生了要解決的事就好了。

- **當沒有尿床時，給予小小的獎勵。可以是小貼紙或小代幣，之後可以換得自己想要的獎品或外出遊玩（建議以共同出遊或他喜愛的活動為最佳）。**

小寶喜歡玩具車子，原本只要不尿床就會有玩具車，但這實在太累了，車子已經買到不知要什麼車了，因為所有的玩具車，小寶都不缺了，所以轉換成貼紙，收集滿幾張貼紙後，可以再換其他的玩具。當然心理師會希望父母是以陪伴出去玩，或孩子喜愛的活動，為最後對換的獎賞目標，一方面對孩子有獎勵作用，二方面是促進親子互動，增加正向的交流，但有時買東西對父母來說，是來得省事簡單一些。

在這些尿床的行為治療建議下，小寶的尿床狀況很快就有改善，這也著實減少了媽媽的壓力，至少婆家不會再多所指責。

「我自己的睡眠問題，在小寶的尿床問題改善後就少了很大一塊壓力，雖然還是覺得半夜再起來叫他尿尿，是比較萬全的防護，但至少先生也願意參與了，在與他好好懇談後，他才比較了解我的痛苦，想到先前都是我一個人要獨自面對，真的很累很累，他終於知道半夜醒來是多麼

大的痛苦。在小寶剛出生時，我也沒讓他半夜起來照顧，所以他都不懂，我想以後小寶有什麼狀況，我都要他一起參與，他才會知道許多問題，不是他想像的那麼簡單。」

「也許他不一定都要去做，但至少他是站在我這邊的那種感覺得重要。」廖小姐在小寶尿床有改善的第一週，最大的感慨，是先生終於懂她半夜醒來陪小寶上廁所，及早上整理床舖換洗床單的辛勞，也了解公婆對於小寶沒有快點好轉的壓力。先生一起參與的態度，就已經讓廖小姐放下了許多心頭說不出的重擔；也許也因為父母的態度一致了，少了爭吵，小寶的狀況改善了，最後看到了正向的循環，廖小姐多了支持，少了壓力，小寶也輕鬆，不用再因尿床被大人責罵。

廖小姐一直對於小寶的活潑好動，之前都覺得是聰明有創造力的行為，但為什麼到上了大班後，這一切都成了疾病的症狀？這是她一直都無法接受的狀況，所以她自己在小寶尿床改善後，決定要把這疑問好好釐清，所以她到幼稚園，想與教過小寶的老師們好好談談。

「原來那個新來的老師，之前有教過一個過動的小孩，所以她就以為對於過動兒很了解，覺得小寶這樣就是

過動。」廖小姐回診時跟心理師侃侃而談：「在跟之前中班就有帶過小寶的老師談過後，覺得小寶好像以前不會那麼躁動，是上了大班才這樣子。後來才發現，這個新老師很嚴，只要她覺得小寶還有過動傾向，就會更嚴格，小寶從小被阿公阿嬤帶的，不習慣這麼嚴格，所以就反抗這位老師，很想有自己的意見，但又常被打壓，回來又不會說，我現在回想起來，只覺得他那時候都不太高興，脾氣很盧，後來又加上我們也被他的尿床搞得人仰馬翻的，所以差點就誤會了小寶的行為表現。」

　　孩子的世界都是圍繞著大人，大人的情緒很容易影響到孩子，如果不幫助孩子試著表達他內心的想法、感受，孩子會一點一滴的把這情緒壓抑下來，很可能有一天用尿床這樣的事來表達，也有可能將來在面對相同的權威管教時也會有一些不適切的反映，或是其他我們可能都想像不出來的反映模式，來表現他被壓抑的情緒。

父母是兒童最重要的治療師

　　治療孩子的情緒、行為問題，家長是關鍵，執行治療的態度及技巧，可能讓父母本身就是孩子困擾的來源，所

以當孩子有些狀況時，請先反求諸己，看看自己的狀態，是不是自己也有壓力？是不是自己情緒、行爲也不太穩定？先調整自己的腳步，再回來面對孩子的情緒，孩子不會無故出現不當行爲，他可能正在訴說自己及父母的一些事。

廖小姐自己的失眠困擾，在小寶的問題得到解決後，也就很快的得到解決。首先是對於藥物的衛教，讓廖小姐知道所吃的藥並不會有長期的影響，當她不用吃藥時，就可以恢復原來的睡眠狀態及記憶力不佳的抱怨，再加上小寶後來不需要再半夜起來尿尿，自然廖小姐就不需半夜起床，也就不需要吃藥再入睡；而公婆的壓力目前就交由先生去面對。廖小姐頓時覺得經過小寶這件事後，自己學會怎麼面對公婆可以讓自己更自在，怎麼在面對小寶的困擾時找到自己需求的資源，也找到怎麼與小寶相處的方式。

結束治療時，廖小姐寓意深長的說：「也許失眠不見得都是壞事，這個過程，不只學會怎麼面對失眠，也學會怎麼應對壓力。」這就是心理師在做失眠認知行爲治療時，最希望個案帶回家的，治療不只是針對睡眠，也是對自己的人生。

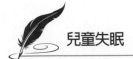

兒童失眠

　　兒童的睡眠困擾相當多元，一方面孩子的成長尚未成熟，所以許多常見的睡眠困擾，例如說夢話、夢遊、夜驚或是怕黑、怕睡覺……其實某個程度是成長的自然階段。

　　過了兒童期，可能就會不藥而癒，也很少復發，但如果出現頻繁，造成孩子及大人的睡眠困擾，就應該儘速求助專家，目前對於兒童這些發展階段常見的睡眠困擾，在了解睡眠發展機制後，都可以以行爲治療的概念來面對，不一定要用藥才能治療。

　　像小寶 5 歲了，其實已經可以控制大小便了，並非從小就無法控制，那麼生理因素干擾的比例可能就不大，可以與睡眠臨床心理師討論背後可能的心理或環境因素，找出主要的干擾因素，即可以對於兒童的睡眠困擾，有整體性的改善。

附錄

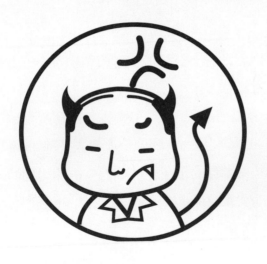

失眠嚴重度量表

　　失眠到底是什麼？在臨床診斷上，到底是如何看待失眠這個診斷？

　　這份由加拿大臨床心理學家查爾斯莫瑞（Charles Morin）所編製出的失眠嚴重度量表（Insomnia Severity Index），主要目的是在評估個人主觀知覺到的睡眠困難度，如有失眠困擾的讀者朋友，可以先直覺性的填寫以下的問卷。

　　一、評估「近兩周內」失眠問題的嚴重程度：

	無	輕度	中度	重度	非常嚴重
入睡困難：	0	1	2	3	4
無法維持較長的睡眠	0	1	2	3	4
太早醒	0	1	2	3	4

二、滿意自己最近的睡眠狀態嗎？

非常滿意	滿意	中等	不滿意	非常不滿意
0	1	2	3	4

三、睡眠問題是否有干擾到日常生活功能？如：工作表現、日常瑣事、專注力、記憶力、情緒……

完全無干擾	一點	稍微	很多	非常多
0	1	2	3	4

四、他人是否有注意到你的生活品質，因睡眠問題受到影響？

完全沒注意	一點	稍微	很多	非常注意
0	1	2	3	4

五、最近的睡眠問題是否令你擔心／困擾？

完全不擔心	一點	稍微	很多	非常擔心
0	1	2	3	4

感謝：
查爾斯莫瑞（Charles Morin）教授
中文版／政治大學心理學系楊建銘教授暨睡眠研究室
同意授權使用

計分方式：

將所有量表中的分數相加，總分從 0-28 分，分數代表的意義：

分　數	臨床診斷
0-7 分	不會說你失眠了
8-14 分	失眠了，但還不到臨床診斷
15-21 分	臨床診斷範圍中的失眠（中等程度）
22-28 分	臨床診斷範圍中的失眠（嚴重程度）

這量表包含著臨床上失眠診斷的幾個面向，依其題目應該不難了解，在診斷是否失眠，會有幾個概念：

- 失眠是主觀的，由個人自覺困擾、滿意、或別人是否發現爲出發點，也許有些人的失眠很符合睡眠專家們在做科學研究上的標準，但如果個案本身一點都不覺自己睡不好，就算是頂尖的專家也不能診斷你失眠了。

- 問卷的第一題入睡困擾、睡眠中的睡眠維持困難、及睡眠太早醒來。不論你填答的結果是哪一類別的失眠較爲嚴重，其實都包含在我們書中先前所提的三大睡眠系統：恆定機制（homeostatic process），

也就是「睡眠量」；生理時鐘（Circadian Rhythms）；

及清醒機制（arousal system），就是「警覺系統」。

以入睡困擾為例，在第二章較有關清醒機制的個案，可能因本身的焦慮、擔心就很容易造成入睡困擾。在第三章與生理時鐘較有關的個案，則可能因睡醒作息不規律，而造成晚睡晚起的傾向，但仍視自己是入睡困擾型的失眠。而第四章中，恆定機制較弱的個案，則可能因睡意不強，容易讓自己入睡不是那麼快，而覺得具有入睡困擾型的失眠。當然也可能像第五章中，因為睡眠疾患的症狀干擾，讓自己入睡不佳。

所以在本問卷中看到自己的失眠型態，可以再回到先前的文章看看，是什麼睡眠系統被干擾了？形成目前的失眠困擾。當然也有人覺得自己三種類型的失眠都有，很難區分，那你對你的睡眠一定不太滿意，如果以治療為出發點，希望整體改善自己的失眠，那麼先確定到底是何種失眠類型就太重要了，請回到第一章去看看，到底有什麼因素干擾你的睡眠。

● 問卷中的第二題，要了解你對於睡眠的滿意度，有些人不太容易區分自己的失眠型態，覺得不太好，

但也不覺得嚴重，只是不太滿意，回到上段所說的，失眠是一個很主觀的診斷，有時在臨床診斷標準以下的主觀感受，也可能讓自己的睡眠愈來愈不好。但心理師也遇過另一群人，第一題中的三種失眠類型都很嚴重，但卻覺得還算滿意，似乎因為背後的生活或工作壓力，就只能如此，不能再多睡了，只能認命接受了。

● 第三題是要了解失眠對你的生活功能影響程度，有些人的睡眠，如果攤在科學研究的標準下，可能已相當嚴重，但如果這位睡眠的個案一直都覺得對生活功能，如工作表現、認知功能、精神狀態、情緒記憶等等，都沒有太大的影響（大家可以想像，一位值班的實習醫師，可能就是這樣的睡眠，但他們的工作表現卻不能被影響太過嚴重），也許他們有不得不的理由，必須讓生活不被干擾，也或許他們真的覺得睡眠與生活功能的相關，不如一般大眾想像來得強烈。

● 第四題是讓你回想，他人是否有注意到你睡眠問題所造成的影響？由他人來看自己，可以較客觀的評

估自己的睡眠，對於生活的影響是否如自己所想像的那麼不好？有時候失眠是自己過度的擔心，也許他人並未注意到，但也有些人不僅自己過度關注，也覺得大家都注意到自己的失常，反而更擔心自己的表現，多增加一層擔心。

● 第五題則是整體了解這樣睡眠狀態，引發的痛苦程度，不僅僅是生活實際的影響，也讓你評估一下是否心情愈來愈沈重。

我會建議，目前已有失眠的人，可先行填寫這份問卷，在你努力試著改善你的失眠困擾後，再填一次，這份問卷對於治療前後的睡眠困擾改變程度，具有相當敏感的偵測效果，可以讓你看到自己努力後進步的程度。如果你在自行努力改善之後，仍未見成效，這時就會建議尋求專家幫忙，可以讓你失眠的路，不至於走得那麼坎坷。

睡眠日誌

　　睡眠日誌（Sleep Log），是一個對於治療失眠或許多有睡眠疾患的人，很重要的工具。藉由每日填寫自己的睡醒作息狀態，讓個案及睡眠臨床心理師，得以了解個案的睡眠運作，及其相關的干擾活動。

　　對於失眠的人，其實都很有經驗，會把自己吃的藥、睡眠時間記錄下來，然後帶到診間來詢問醫師，但常常是一張單子上，寫著密密麻麻的數字，真的需要考驗一下醫師的換算能力，才能很快的勾勒出個案的睡眠實況。但後附的睡眠日誌，是世界各地睡眠專家通常會使用的記錄方式（版本有些不同，但大同小異），可以讓人一目了然的看到，他每天何時睡、中間醒來多久、早上幾點醒來、又賴床了多久，做了什麼與睡眠有關的事務：喝了多少的咖啡，有沒去光照，有沒有運動……

　　填寫的方式相當簡單，每天最多填寫 2 次即可（也可以早上 1 次即可，太多次可能造成失眠個案過度關注，反而增加新的焦慮），睡前記錄何時上床，順便回憶一下，今天白天精神如何？做了哪些與睡眠相關的活動？發生的時間點；而隔天早上起床時，就記錄一下，昨天大約花費多久才睡著、中間是否醒來，醒來多久、早上大約何時醒來，最後真的離開床是幾點？昨天的睡眠品質又是如何？如此便把一天的睡眠及白天作息狀況記錄下來，而且以線條及一致的符號呈現，輕鬆又清楚易懂。

　　但仍要提醒幾個記錄睡眠日誌的要點：

- 所記錄的入睡花費多久時間、中間醒來時間、醒來多久，即有關躺床後，到離床這段時間的時間點記錄都是以「大約」來估算，不要求精確，更不建議有打開燈、看時間等動作，就以你個人的主觀感受來填寫即可。沒有對錯，因減少看時間的動作，可以減少時間的壓力，而且失眠本來就是主觀的，你感覺就好，自己已經醒了多久，這就是你覺察到的睡眠狀態，沒有裁判會跳出來說：「你記錯了。」

- 睡眠日誌建議記錄一週後，再來整體觀察分析自己

的睡眠，不要寫著寫著，就覺得怎麼好了三天的睡眠，今天又不好？然後又陷入低潮。也不要特別把某一天睡不好的狀況，拿出來仔細的分析解讀，整體分析的概念，在於抓出自己的睡眠整體型態，自己平均幾點睡、幾點起來、睡多久，中間平均會醒來幾次，白天規律的運動時間、頻率，嗜睡的時間點……目的是，找出你一個整體的睡眠狀況，讓你可以掌握自己的作息，以利之後的睡眠治療。

感謝政治大學心理學系楊建銘教授暨睡眠研究室，提供最原始的睡眠日誌版本，而目前所附的版本也是我多年來臨床上修改後較順手的版本，也就是說，每個人都可以嘗試建立起自己的睡眠日誌版本，你可以多加一些符號來代表你覺得對自己睡眠具有影響力的事件，或是以色筆去區分許多睡眠或白天活動的事件，讓你的睡眠日誌更多元。

姓名：＿＿＿＿＿＿＿ 　　　　　　　　　　　　　　**睡眠**

●熄燈或躺在床上試圖睡著　　　　　　　⊢⊣ 睡著的時段（包含午睡

C 飲用咖啡因的飲料（咖啡、汽水或茶）　　A 飲酒　　　　　M 服用

🖉請於**每日起床後或固定白天特定時段**填寫；如需要可自行加入其他的符

| | | 前一天 | | | | | 午夜 | | | | | | | | 今天 | | | | 早上 | | |
| 時間點⇨ | 6 | 7 | 8 | 9 | 10 | 11 | 12 | 1 | 2 | 3 | 4 | 5 | 6 | 7 | 8 | 9 | 10 | 11 |

範例		E		M	●	⊢	⊣	⊢|	⊣					⊣		○	C		
日期　星期																		
――　――																		
――　――																		
――　――																		
――　――																		
――　――																		
――　――																		

回家作業：

睡眠日誌

及打盹）	├--┤ 半睡半醒	○開燈或起床	☼ 照光	
藥物	E 運動	S 感覺很睏	R 放鬆練習	

號

		下午				藥物 （名稱／量）	睡眠品質 1-2-3-4-5 很差—很好	白天精神 1-2-3-4-5 很差—很好	干擾睡眠 的人事物
2	1	2	3	4	5 6				
S	├--┤					stlinox 1 顆	3	4	

CARE
Good Care ,
Good Living

CARE
Good Care ,
Good Living

CARE
Good Care ,
Good Living

CARE
Good Care ,
Good Living